Neurochirurgia
Moguntiaca 1985

Neurochirurgia Moguntiaca 1985

Kurt Schürmann zum 65. Geburtstag

Herausgegeben von
D. Voth

Walter de Gruyter
Berlin · New York 1986

Prof. Dr. med. Dieter Voth
Klinikum der Johannes-Gutenberg-Universität
Neurochirurgische Klinik und Poliklinik
Langenbeckstr. 1
D-6500 Mainz

CIP-Kurztitelaufnahme der Deutschen Bibliothek

Neurochirurgia Moguntiaca / hrsg. von D. Voth. –
Berlin ; New York : de Gruyter, 1986.
ISBN 3-11-010715-5
NE: Voth, Dieter [Hrsg.]

Satz: Buch- und Offsetdruckerei Wagner GmbH, Nördlingen. – Druck: Karl Gericke, Berlin. – Bindearbeiten: Dieter Mikolai, Berlin. – Umschlagentwurf: Rudolf Hübler, Berlin.

Widmung

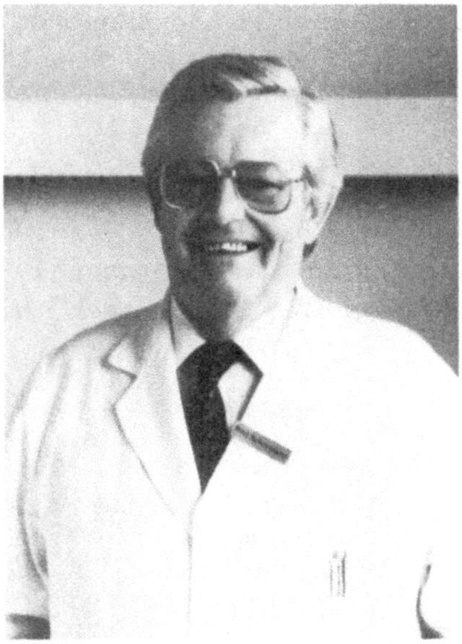

Nach gutem alten akademischen Brauch widmen die Mitarbeiter der Neurochirurgischen Universitätsklinik Mainz die in diesem Heft zusammengestellten Arbeiten dem Leiter ihrer Klinik, Herrn Prof. Dr. Dr. h. c. Kurt Schürmann, als Zeichen der herzlichen Verbundenheit zum 65. Geburtstage.

Herr Prof. Schürmann war Schüler von Wilhelm Tönnis und vertritt das Fachgebiet der Neurochirurgie seit 1956 in Mainz, zuerst im Rahmen der chirurgischen Klinik, dann jedoch bald mit rasch sich steigernder Effektivität und sich ausweitenden Möglichkeiten. Der im Jahre 1969 erfolgte Umzug in einen modernen Kliniksneubau und die bereits mehrere Jahre vorher erreichte Selbständigkeit des Faches Neurochirurgie schufen die Grundlage für eine Klinik, die weithin einen vorzüglichen Ruf genießt, alle Richtungen unseres Fachgebietes mit Erfolg pflegt und darüber hinaus vielen Mitarbeitern optimale Bedinungen für wissenschaftliches Arbeiten bietet.

Herr Prof. Schürmann hat es als engagierter und breit fundierter Kliniker stets verstanden, seine Intentionen überzeugend zu vermitteln, seine Mitarbeiter zu stimulieren und ein Klima zu schaffen, das jedem Angehörigen der Klinik ermöglicht, seinen eigenen klinischen und wissenschaftlichen Interessen zu folgen. Neben der Vielzahl an Publikationen aus unserem Haus mögen auch weitere Aktivitäten hierfür ein Zeugnis sein, so etwa die Serie der Mainzer Herbsttagungen oder die seit vielen Jahren von uns organisierten mikrochirurgischen Ausbildungskurse.

Wir danken Herrn Prof. Schürmann im Hinblick auf die Jahre gemeinsamer Arbeit im Dienste unserer Patienten, für seine liberale Haltung angesichts der ja oft zentripetalen Kräfte einer großen Klinik, für sein stets waches Interesse an den wissenschaftlichen Ambitionen der Mitarbeiter und wünschen ihm zugleich für seine Zukunft Gesundheit und weiterhin die Unruhe des geistigen Suchens, die für den Arzt und Wissenschaftler die Quelle aller Aktivitäten ist.

Die Mitarbeiter der Neurochirurgischen Universitätsklinik Mainz

D. Voth · G. Meinig · Th. Wallenfang · R. Schubert · R.-I. Kahl · O. Hey · M. Schwarz · K. Dei-Anang · E. Mahlmann · N. Hüwel · G. Kessel · P. Ulrich · M. Henn · W. Kahl · P. Klawki · H. W. Bothe · W. Wagner · J. N. Brito

Inhalt

Das Höchste, wozu der Mensch gelangen kann, ist das Erstaunen, und wenn ihn das Urphänomen in Erstaunen setzt, so sei er zufrieden; ein Höheres kann es ihm nicht gewähren, und ein Weiteres soll er nicht dahinter suchen; hier ist die Grenze.

J. W. v. Goethe am 18. 2. 1829

Veränderungen von Rindendurchblutung, Wassergehalt, Natrium und Kalium während ausgeprägter Hypocapnie und Hypoxie im intakten und ödematösen Gehirn

R. Schubert, K. Zimmer, J. Grote

Ödeme nach Schädelhirnverletzung und peritumorale Ödeme verursachen häufig eine intrakranielle Drucksteigerung. Zur Verminderung des Schädelinnendruckes ist die häufig angewendete, kontrollierte Hyperventilation, durch die über eine Senkung des arteriellen CO_2-Druckes eine Herabsetzung der Hirndurchblutung und damit eine Reduktion des intrakraniellen Blutvolumens erreicht wird, eine der therapeutisch verfügbaren Maßnahmen. Unter länger dauernder, ausgeprägter arterieller Hypocapnie muß jedoch, genauso wie bei hypoxischen Episoden unterschiedlicher Intensität und Dauer während der postoperativen, posttraumatischen oder primär konservativen Phase neurochirurgischer Intensivbehandlung mit einer verminderten O_2-Versorgung des Hirnparenchyms gerechnet werden [32, 40, 13]. Es ist daher nicht auszuschließen, daß neben dem primär vasogenen Ödem ein durch Gewebshypoxie hervorgerufenes, zytotoxisches Ödem auftritt. Ziel unserer Untersuchungen war, den Einfluß einer längerdauernden ausgeprägten Hypocapnie bzw. Hypoxie auf die Durchblutung und O_2-Versorgung der Hirnrinde, die Na- und K-Konzentrationen, sowie den Wassergehalt im ungeschädigten und durch Kälteläsion vorgeschädigten Gehirn zu bestimmen.

Methodik

Die Untersuchungen wurden an 54 Katzen durchgeführt. Bei 29 Tieren wurde 20–24 Stunden vor dem Hauptversuch durch rechts-frontale Kälteläsion [19] ein vasogenes Ödem induziert. 12 Tiere wurden kontrolliert normoxisch normocapnisch, 13 bei nicht vorgeschädigtem Gehirn und 19 nach Läsion normoxisch hypocapnisch, sowie 10 Katzen nach Kältetrauma schwer normocapnisch hypoxisch beatmet. Methodische Einzelheiten über Anästhesieverfahren und chirurgische Vorbereitung wurden bereits mitgeteilt [31, 32]. Nach Duraeröffnung wurde die regionale Rindendurchblutung (rCBF) mit der Kr^{85}-Methode über beiden Gyri suprasylvii und an identischer Stelle der O_2-Rindengewebsdruck mit Platinmehrdrahtoberflächenelektroden bestimmt. O_2- und CO_2-Partialdruck des arteriellen Blutes wurden ebenso wie der ph-Wert über die gesamte Versuchsdauer in kurzen Abständen kontrolliert. Unter steady-state-Bedingungen wurden 2 bis 4 rCBF-Messungen und etwa 70 Sauerstoffgewebsdruckbestimmungen unter normoxischer Normocapnie bzw. in den Versuchsgruppen während anschließender schwerer Hypocapnie oder schwerer Hypoxie vorgenommen. Unter Fortführung der jeweiligen Beatmungsform wurde das Gehirn mit flüssigem Stickstoff schockgefroren und die einzelnen Untersuchungsregionen: a = Läsion, b = perifokale Ödemzone, c = läsionsferne Region (a–c rechte Hemisphäre) und d = Kontrollareal der linken Hemisphäre zur weiteren Bearbeitung ausgesägt. Anschließend wurden der Wassergehalt, die Natrium- und Kaliumkonzentrationen von Rinde und Mark bestimmt. Die Kr^{85}-Clearance Kurven wurden nach dem two-minutes flow index (TMFI) [16] ausgewertet. Die Einzelwerte der O_2-Gewebsdruckmessungen in den oberen Hirnrindenschichten wurden in Gruppen von jeweils 10 mm Hg Druckunterschied zusammengefaßt und sind nach der prozentualen Häufigkeit ihres Auftretens aufgelistet. Bei der statistischen Bewertung wurde für Gruppenvergleiche der Test nach Mann Whitney, für verbundene Meßwerte der Rangsummentest nach Wilcoxon verwendet. Die Signifikanzbewertung erfolgte für Wassergehalt, Natrium- und Kaliumkonzentrationen nach dem stringenten Verfahren von Holm [15], für rCBF im Sinne der explorativen Statistik.

Ergebnisse

Durchblutung und Gewebssauerstoffdrucke

Die extreme Hyperventilation führt sowohl am nicht vorgeschädigten Gehirn, wie auch im linkshemisphärischen Kontrollareal erwartungsgemäß zu einer signifikanten Minderung der Rindendurchblutung. Im perifokalen Ödembereich finden sich gegenüber Normbedingungen keine statistisch faßbaren Unterschiede (Tab. 1: Ib, IIb). Bei den Rindengewebssauerstoffdrucken dokumentiert der Anstieg der Werte zwischen 0 und 30 mmHg die Zunahme der Gewebshypoxie unter dieser Beatmungsform (Tab. 2: I, IIb_K, $IIb_Ö$).

Ausgeprägte normocapnische Hypoxie bewirkt im Kontrollareal einen erheblichen Anstieg der Durchblutung. die perifokale Ödemzone zeigt ebenfalls eine deutliche, statistisch gesicherte Durchblutungsreaktion (Tab. 1: IId). Die Zunahme niedriger O_2-Gewebsdrucke der Rinde zwischen 0 und 20 mm Hg belegt das Ausmaß der Gewebshypoxie bis Anoxie im Ödemareal und noch ausgeprägter im Kontrollareal (Tab. 2: IId_K, $IId_Ö$).

Tabelle 1 Blutgase (mmHg), pH und regionale Rindendurchblutung (ml. 100 g^{-1}. min^{-1})

		$PaCO_2$	PaO_2	pHa	$rCBF_K$	$rCBF_Ö$	n
I	a	29,5	101,8	7,44	129,5	–	13
	b	12,1	111,1	7,62	103,8*	–	13
II	a	19,5	98,1	7,38	117,1	98,4*	19
	b	11,6	121,1	7,67	97,8*	93,7	19
	c	27,6	96,0	7,49	120,3	87,3*	10
	d	26,6	30,9	7,45	164,3	108,6*	8

I: Nicht vorgeschädigtes Gehirn
II: Rechtsfrontale Kälteläsion
a: Normoxische Normocapnie
b: Schwere normoxische Hypocapnie
c: Normocapnische Normoxie
d: Schwere normocapnische Hypoxie
K: Kontrollareal, Ö: Ödemareal
* $p \leq 0{,}05$

Tabelle 2 Sauerstoffgewebsdrucke der Hirnrinde. Häufigkeit pro 10 mmHg in % Anzahl der Einzelmessungen in: Ia 1020, Ib 961, IIa 817, IIb 735, $IIa_Ö$ 846, $IIb_Ö$ 743, IIc_K 650, IId_K 301, $IIc_Ö$ 591, $IId_Ö$ 283.

		0	10	20	30	40	50	60	70	80	90	100	PO_2 (mmHg)
I	a		11,0	24,0	25,0	21,0	11,0	4,0	2,0	1,0	0,5	0,5%	
	b		18,5	38,5	20,5	10,0	7,0	3,5	1,0	0,5	0,5	0,0%	
	**		+ 7,5	+14,5	+ 4,5	+11,0	– 4,0	–0,5	–1,0	–0,5	±0	–0,5%	
II	a_K		11,0	23,5	24,5	23,0	9,0	5,0	4,0	0,0	0,0	0,0%	
	b_K		18,0	34,0	22,0	13,5	7,0	4,0	1,5	0,0	0,0	0,0%	
	**		+ 7,0	+10,5	– 2,5	– 9,5	– 2,0	–1,0	–2,5	±0	±0	±0 %	
	$a_Ö$		10,0	20,0	29,0	23,5	12,5	2,5	2,5	0,0	0,0	0,0%	
	$b_Ö$		21,0	36,0	27,0	11,0	3,0	2,0	0,0	0,0	0,0	0,0%	
	**		+11,0	+16,0	– 2,0	–12,5	– 9,5	–0,5	–2,5	±0	±0	±0 %	
	c_K		11,0	20,5	27,0	16,0	11,0	8,5	4,5	1,0	0,5	0,0%	
	d_K		63,5	32,0	4,5	0,0	0,0	0,0	0,0	0,0	0,0	0,0%	
	**		+52,5	+11,5	–22,5	–16,0	–11,0	–8,5	–4,5	–1,0	–0,5	±0 %	
	$c_Ö$		12,5	26,5	28,0	17,0	8,5	4,5	2,0	1,0	0,0	0,0%	
	$d_Ö$		52,5	35,0	7,5	5,0	0,0	0,0	0,0	0,0	0,0	0,0%	
	**		+40,0	+ 8,5	–20,5	–12,0	– 8,5	–4,5	–2,0	–1,0	±0	±0 %	

** Verschiebung

Wassergehalt und Elektrolyte

Während ausgeprägter Hypocapnie ändert sich der Wassergehalt der Rinde weder im vorgeschädigten Gewebe noch nach Läsion an irgendeinem der Untersuchungsorte (Abb. 1). Auf Grund der traumatischen Vorschädigung kommt es dagegen im Marklager unter dem Läsionsort, wie auch in der perifokalen Ödemzone b zu einem signifikanten Anstieg des Wassergehaltes. Das läsionsferne Areal c wird von Ödemausbreitung nicht betroffen. Im kontralateralen Kontrollareal sind, wie auch im Marklager des nicht vorgeschädigten Gehirns, die Wasserwerte fast identisch mit denen der Kontrollgruppe. Unter schwerer Hypoxie tritt in der Läsionszone ein statistisch auffälliges ($p = 0{,}023$), nach dem Holm-Verfahren jedoch nicht signifikantes Rindenödem auf. Im Marklager findet sich die stärkste Wassereinlagerung, die in den einzelnen Serien bestimmt wurde, unter der Läsion sowie im läsionsnahen Areal. Die Ödemfront erreicht ebenfalls die läsionsferne Untersuchungszone c, während die weiße Substanz des Kontrollareals keine statistisch faßbare Änderung des Wassergehaltes zeigt. – Die Natriumkonzentrationen der untersuchten Rindengebiete zeigen unter schwerer Hypocapnie am ungeschädigten wie am vorgeschädig-

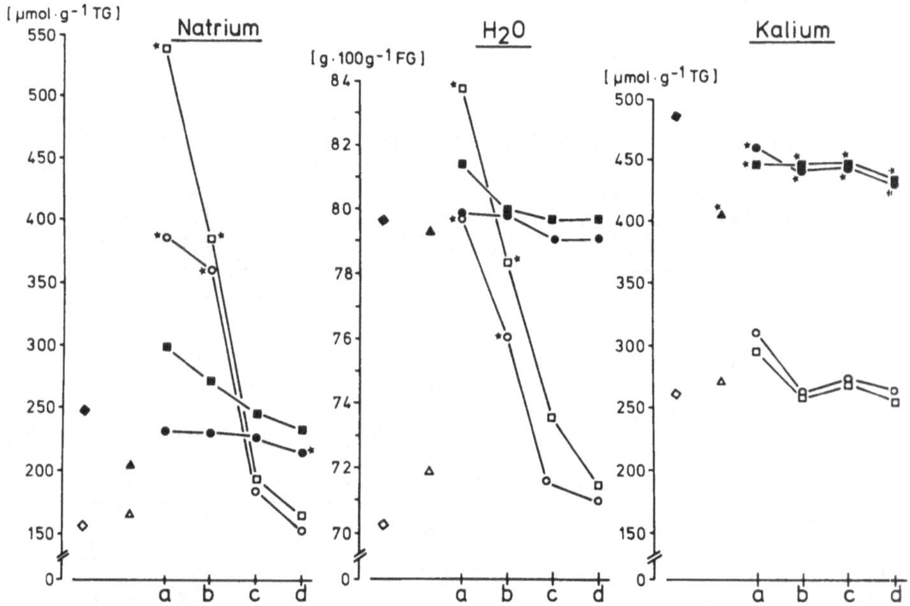

Abb. 1 Wassergehalt, Natrium-Kaliumkonzentrationen während ausgeprägter Hypocapnie und schwerer Hypoxie.
Rinde: ausgefüllte Symbole, Mark: offene Symbole
◆ ◇ Kontrollgruppe
▼ △ ausgeprägte Hypocapnie, intaktes Gehirn
● ○ ausgeprägte Hypocapnie, vorgeschädigtes Gehirn
■ □ schwere Hypoxie, vorgeschädigtes Gehirn
★ $p \leqslant 0{,}05$ (Holm)

ten Gehirn abfallende Tendenz, sowie unter schwerer Hypoxie im Läsionsbereich und der anschließenden perifokalen Zone einen numerischen Konzentrationsanstieg. Eine sichere statistische Abgrenzung zum normoxisch-normocapnischen Kontrollwert besteht jedoch nur in einem von 9 untersuchten Arealen. Die Zunahme der Natriumwerte in der weißen Substanz ist im vorgeschädigten Gehirn unter Hypoxie größer als unter schwerer Hypocapnie und verläuft mit signifikanten Anstiegen im Läsions- und perifokalen Ödembezirk weitgehend kongruent mit der Erhöhung des Wassergehaltes, während im Mark des nicht vorgeschädigten Gehirns die Natriumkonzentrationen unverändert bleiben. Dagegen sind umgekehrt die Rindenkaliumkonzentrationen unter schwerer Hypocapnie sowohl im intakten und im vorgeschätrollierte Hypocapnie bzw. Hypoxie und das Ausmaß der dadurch induzierten Gewebshypoxie bedingt sein. Vergleichbare Befunde wurden von Gilboe et al. [11] mitgeteilt, wo nach halbstündiger hypoxischer Perfusion isolierter Hundegehirne ebenfalls eine Verminderung der Rindenkaliumkonzentration um 10–15% festgestellt wurde.

Diskussion

Die Versuchsergebnisse zeigen, daß schwere Hypocapnie trotz nachweisbarer Gewebshypoxie (Tab. 2) weder in der Rinde des vorgeschädigten Gehirnes, noch in der grauen oder weißen Substanz des intakten Hirnparenchyms eine statistisch faßbare Änderung des Wassergehaltes induziert. Dagegen ist das signifikante Ödem des Marklagers unter der Läsion und im läsionsnahen Areal, bedingt durch die Art der Vorschädigung, wie von uns und anderen Untersuchern beschrieben, in erster Linie vom vasogenen Typ [2, 10, 18, 30, 38]. Inwieweit die Zunahme des Wassergehaltes an diesen Untersuchungsorten durch die bei ausgeprägter Hyperventilation nachgewiesene Gewebshypoxie mitverursacht ist, das Ödem also gemischt zytotoxisch-vasogen vorliegt, kann auf Grund der verwendeten Versuchsanordnung nicht entschieden werden.

Um den methodischen Fehler des Versuchsfaktors „Kälteläsion" möglichst einzugrenzen, wurde in allen Serien die traumatische Vorschädigung durch dieselbe Person ausgeführt. Während ausgeprägter arterieller normocapnischer Hypoxie ist somit der erhöhte Wassergehalt des Rindenbezirks unter der Läsion, wie auch das im Vergleich zu schwerer Hypocapnie signifikant stärkere Ödem im Marklager der rechten Hemisphäre durch die gewählte Beatmungsform und nicht durch die für beide Versuchsgruppen identische Art der Vorschädigung bedingt. Neben dem induzierten vasogenen Ödem liegt hier auf Grund einer bei einer Versuchsdauer von 150 Minuten bestehenden Gewebshypoxie ein zytotoxisches Ödem vor, welches, vergleicht man es mit den Wasserwerten während schwerer Hypocapnie im Rindenparenchym des Läsionsortes zu einem zusätzlichen Anstieg des Wassergehaltes von

8,6% und im Marklager unter der Läsion von 24,8%, in der läsionsnahen Zone b um 10,8% und im läsionsfernen Areal von 7,9% geführt hat.

Die Zunahme des Natrium in der weißen Stubstanz der vorgeschädigten Hemisphäre während schwerer Hypocapnie und noch ausgeprägter während schwerer Hypoxie bestätigt die enge Korrelation zwischen Veränderungen des Wassergehaltes und denen der Natriumkonzentrationen, die auch von anderen Untersuchern mitgeteilt wurde [26, 27 28]. Dagegen ist ein Anstieg des Natrium, analog zur Zunahme des Wassergehaltes im Rindenparenchym nur einmal am Läsionsort unter der Beatmungsform der ausgeprägten arteriellen Hypoxie statistisch faßbar ($p = 0{,}028$). Im Gegensatz zur Kongruenz zwischen Wasser- und Natriumgehalt sind im ödematösen Gewebe die Konzentrationsänderungen des Kalium sehr wechselhaft, so daß ihre Zuordnung zu einem bestimmten Pathomechanismus häufig nicht gelingt [39, 8]. Die relativ gleichgerichteten, signifikanten Verringerungen der Rindenkaliumkonzentrationen und die nahezu deckungsgleichen Änderungen an korrespondierenden Untersuchungsorten im Markparenchym, die sowohl am intakten wie auch am vorgeschädigten Hirngewebe festgestellt wurden, müssen demnach durch die kontrollierte Hypocapnie bzw. Hypoxie und das Ausmaß der dadurch induzierten Gewebshypoxie bedingt sein. Vergleichbare Befunde wurden von Gilboe et al. [11] mitgeteilt, wo nach halbstündiger hypoxischer Perfusion isolierter Hundegehirne ebenfalls eine Verminderung der Rindenkaliumkonzentration um 10–15% festgestellt wurde.

Ursache des Durchblutungsabfalls am intakten, wie auch am vorgeschädigten Gehirn während ausgeprägter Hypocapnie ist die Zunahme des Gefäßwiderstandes, wie in eigenen früheren Experimenten [30, 38] und durch Ergebnisse anderer Untersucher [4, 5, 9, 12, 22] mehrfach gezeigt wurde. Es wird allgemein angenommen, daß durch die Erniedrigung des arteriellen CO_2-Druckes unter kontrolliert hypocapnischer Beatmung vor allem die konsekutive Verminderung der H^+-Ionenkonzentration in den perivasculären Räumen eine Vasokonstriktion bewirkt [5, 9, 22, 29]. Nachdem durch Mikroapplikation und Mikroperfusion in den perivaskulären Räumen das Einwirken weiterer Ionen wie Na^+, K^+ und Ca^{++} auf die Widerstandsgefäße untersucht wurde, gilt inzwischen die These der hauptsächlich pH-gesteuerten Durchblutungsregulation nicht mehr uneingeschränkt. Der vasoaktive Effekt von Natriumionen ist noch unklar. In unseren Versuchen korrespondiert der signifikante Rückgang der Natriumkonzentration im Rindengewebe der Kontrollhemisphäre (Abb. 1), wie auch der statistisch gesicherte Na-Abfall in beiden Hemisphären des intakten Rindengewebes ($p = 0{,}043$) während schwerer Hypocapnie mit den Befunden von Toda [35] und Wahl et al. [36], die nach einer Verminderung der Natriumkonzentration eine Konstriktion der Piagefäße beobacheten. Hierdurch ist ein additiver Effekt bei der Zunahme des zerebralen Gefäßwiderstandes unter Hyperventilation denkbar.

Der vasoaktive Effekt unterschiedlicher K^+-Konzentrationen auf die Piagefäße wurde nach teilweise widersprüchlichen Ergebnissen von Knabe et al. [20], Kuschinsky et al. [21], Betz et al. [6], Moskalenko [25], sowie Astrup et al. [1] erarbeitet. Isoliert betrachtet ist K^+ bei einer Konzentration von ca. 3 mMol/l vasoinaktiv, darunter wirkt es vasokonstriktorisch [23]. Konzentrationen von 3 mMol/l bis 10 mMol/l wirken dagegen vasodilatierend. Liegt es in höherer Konzentration vor, tritt wiederum Vasokonstriktion auf. Die effektive Einflußnahme bestimmter Ionen auf die Widerstandsgefäße ist jedoch nur im physiologischen oder pathophysiologischen Milieu, d. h. bei gleichzeitiger Anwesenheit weiterer Ionenarten zu beurteilen. So konnten Kuschinsky [21] und Betz [7] zeigen, daß K^+ in einer Konzentration von 10–20 mMol/l in saurem Milieu nicht vasodilatierend wirkt, andererseits der gefäßerweiternde Effekt des K^+ von einem alkalischen Milieu weitgehend unbeeinflußt bleibt. Weitere Interaktionen bestehen zwischen K^+ und Ca^{++} bei saurem Milieu in Richtung einer Gefäßerweiterung, sowie umgekehrt in Richtung einer Vasokonstriktion im alkalischen Milieu [7]. Außerdem wirkt eine mäßig erhöhte K^+-Konzentration dem vasodilatierenden Effekt von Adenosin im sauren Milieu entgegen (Berne et al. [3], Wahl et al. [37]). Ausgehend davon, daß ein Absinken der Kaliumkonzentration im Gewebe eine Verminderung der K^+-Ionen im Perivasculärraum bedingt, kann nach den Untersuchungen von Betz [6] und den Befunden von Heuser [14], welche einen Rückgang von K^+ bei gleichzeitigem ph-Anstieg und konsekutiver Durchblutungsverminderung zeigten, angenommen werden, daß auch in unseren Hypocapnieserien die erniedrigte Kaliumkonzentration im Rindengewebe einen vasokonstriktiven Effekt ausübt, und die Durchblutungsverminderung nicht ausschließlich auf die ventilationsbedingte Reduktion des P_aCO_2, somit auf die Reduktion der H^+-Ionen im perivasculären Raum zurückzuführen ist.

Bei hypoxischer Beatmung muß bei der Beurteilung des vasoaktiven Effektes von K^+ zwischen Kurzzeitversuchen, bei denen öfter ein K-Anstieg [24] oder Durchblutungsanstiege bis 400% während extrem kurzer Hypoxie (60 sec) [1] ohne merkliche Veränderung der K-Konzentration auftraten, und längerdauernder kontrollierter arterieller Hypoxie unterschieden werden. In unserer hypoxischen Serie traten bei einem arteriellen Mitteldruck von durchschnittlich 100 mm Hg keine hypotonen Krisen auf, die zu einem Anstieg des extrazellulären Kaliums hätten führen können [17], zum anderen muß angenommen werden, daß sich die Kaliumkonzentration im Rindengewebe während der zweieinhalbstündigen kontrollierten Hypoxie durch Aufnahme des extrazellulären Kaliums aus den Perivasculärräumen ins Gefäßsystem verringert. Auf Grund der langen Versuchsdauer (150 min) ist die Abnahme des zerebralen Gefäßwiderstandes hauptsächlich auf den Anstieg der H^+-Ionenkonzentration infolge des ausgeprägten Sauerstoffdefizits zurückzuführen, wie bereits an anderer Stelle berichtet wurde [33].

Es ist jedoch nicht auszuschließen, daß das tatsächliche Ausmaß des reaktiven Durchblutungsanstieges sowohl in der perifokalen Ödemzone, als auch in der

Kontrollhemisphäre (Tab. 1: IIc, d) durch den vasokonstriktiven Effekt des zu Versuchsende signifikant verminderten K in der Rinde maskiert wird. Im Gegensatz hierzu registrierten Siesjö et al. [34] während einer zwar kürzeren Versuchsdauer von 30 min, aber bei vergleichbarem P_aO_2 von 25 mmHg unveränderte Kaliumkonzentrationen und eine weit höhere, bis auf 500% des normoxischen Basiswertes angestiegene Durchblutung, während unter unseren Versuchsbedingungen die Durchblutungsregulation im ungeschädigten Kontrollareal nur 37% und 21,3% in der perifokalen Ödemzone beträgt.

Literatur

[1] Astrup, J. D., N. A. Lassen, B. Nilsson, et al.: Evidence against H^+ and K^+ as the main factors in the regulation of cerebral blood flow during epileptic discharges, acute hypoxemia, amphetamine intoxication, and hypoglycemia. In: Ionic actions on vascular smooth muscle. (E. Betz, ed.), 110–115. Springer, Berlin 1976.

[2] Baker, R. N., P. A. Cancilla, P. S. Pollock, et al.: The movement of exogenous protein in experimental brain edema. An electron-microscopic study after freeze injury. J. Neuropath. exp. Neurol. 30 (1971) 668–679.

[3] Berne, R. M., R. Rubio, R. R. Cunish: Release of adenosine from ischemic brain. Effect on cerebral vascular resistance and incorporation into cerebral adenine nucleotides. Circulation Res. **38** (1974) 448–492.

[4] Betz, E., D. Heuser: Cerebral cortical blood flow during changes of acid base equilibrium of the brain. J. Appl. Physiol. **23** (1967) 726–733.

[5] Betz, E.: Cerebral blood flow: Its measurement and regulation. Physiol. Rev. **52** (1972) 595–630.

[6] Betz, E., H. G. Enzengroß, V. Vlahov: Interactions of ionic mechanisms in the regulation of the resistance of pial vessels. In: Cerebral Circulation and Metabolism. (T. W. Langfitt, J. C. McHenry, M. Reivich, et al., eds.), 49–51. Springer, New York 1975.

[7] Betz, E.: Ionic interaction in pial vascular smooth muscles. In: Ionic actions on vascular smooth muscle. (E. Betz, ed.), 75–77. Springer, Berlin 1976.

[8] Bodsch, W., Th. Hürter, K. A. Hossmann: Immunochemical method for quantitative evaluation of vasogenic brain edema following cold injury of rat brain. Brain Res. **249** (1982) 111–121.

[9] Edvinsson, L., E. T. MacKenzie: Amine mechanisms in the cerebral circulation. Pharmacol. Rev. **28** (1977) 275–348.

[10] Frei, H. J., Th. Wallenfang, W. Pöll, et al.: Regional cerebral blood flow and regional metabolism in cold induced oedema. Acta Neurochir. **29** (1973) 15–28.

[11] Gilboe, D. D., L. R. Drewes, D. Kinter: Edema formation in the isolated canine brain. Anoxia vs. ischemia. (H. M. Pappius, W. Feindel, eds.), 228–235. Springer, Berlin–Heidelberg–New York, 1976.

[12] Gotoh, F., J. S. Meyer, Y. Takagy: Cerebral effects of hyperventilation in man. Arch. Neurol. **12** (1965) 410–423.

[13] Grote, J., R. Schubert, R. Kaiser, et al.: Regulation der Durchblutung und O_2-Versorgung im ödematösen Gewebe der Hirnrinde bei arterieller Hypoxie. In: Funktionsanalyse biologischer Systeme. Vol. 8 Durchblutungsregulation und Organstoffwechsel (J. Grote, E. Witzleb, Hrsg.), 89–96. Steiner, Wiesbaden 1982.

[14] Heuser, D., U. Knabe, G. Gebert, et al.: Reactions of pial vessels during variation of local perivascular ionic composition of the CSF. In: Cerebral blood flow and intra-cranial pressure. Part I and II. (C. Fieschi, ed.), 96–99. Karger, Basel–München–Paris–London–New York–Sydney 1972.

[15] Holm, S. A.: A simple sequentially rejective multiple test procedure. Scand. J. Statist. **6** (1979) 65–70.

[16] Hutten, H., M. Brock: The two-minutes flow index (TMFI). In: Cerebral blood flow, clinical and experimental results. (M. Brode, C. Fieschi, D. H. Ingvar, et al., eds.), 19–23. Springer, Berlin–Heidelberg–New York, 1969.

[17] Kirshner, H. S., W. F. Blank, R. E. Meyers: Brain extracellular potassium activity during hypoxia in the cat. Neurology **25** (1975) 1001–1005.

[18] Klatzo, I., D. Wisniewski, E. Smith: Observations on penetration of serum proteins into the central nervous system. In: Biology of neuroglia. (E. P. D. De Robertis, R. Camera, eds.). Progr. Brain Res. 15 (1965) 73–88.

[19] Klatzo, I., H. Wisniewski, D. Steinwall, et al.: Dynamics of cold injury edema. In: Brain edema. (I. Klatzo, F. Seitelberger, eds.), 554–563. Springer, Wien–New York 1967.

[20] Knabe, U., E. Betz: The effect of varying extracellular K^+, Mg^{++} and Ca^{++} on the diameter of pial arterioles. In: Vascular smooth muscle. (E. Betz, ed.), 83–85. Springer, Berlin 1972.

[21] Kuschinsky, W., M. Wahl, O. Bosse, et al.: Perivascular potassium and pH as determinants of local pial arterial diameter in cats. A microapplication study. Circulation Res. **31** (1972) 240–247.

[22] Lassen, N. A.: Brain extracellular pH: The main factor controlling cerebral blood flow. Scand. J. Clin. Lab. Invest. **22** (1968) 247–251.

[23] Lenninger-Follert, E.: Regulating mechanism of cerebral microcirculation during enhanced and decreased functional activity of nervous tissue. In: Cerebral Vascular Spasm. (D. Voth and P. Glees, eds.), 67–74. De Gruyter, Berlin–New York 1985.

[24] Morris, M. E.: Hypoxia and extracellular potassium activity in the guinea-pig cortex. Can. J. Physiol. Pharmacol. **52** (1974) 872–882.

[25] Moskalenko, Y. Y.: Regional cerebral blood flow and its control at rest and during increased functional activity. In: Brain Work (D. H. Ingvar, N. A. Lassen, eds.), 343–351. Munskgaard, Copenhagen 1975.

[26] Pappius, H. M., D. R. Gulati: Water and Electrolyte Content of Cerebral Tissues in Experimentally Induced Edema. Acta Neuropath. **2** (1963) 451–460.

[27] Pappius, H. M.: Fundamental Aspects of Brain Edema. In: Handbook of Clinical Neurology (P. J. Vinken, G. W. Bruynk, eds.), 167–185. Elsevier, Amsterdam–New York 1974.

[28] Reulen, H. J., F. Medzihradsky, R. Enzenbach, et al.: Electrolytes, fluids and energy metabolism in human cerebral edema. Arch. Neurol. **21** (1969) 517–525.

[29] Roy, C. S., C. S. Sherrington: On the regulation of the blood-supply of the brain. J. Physiol. (Lond) (1980) **11**, 84–108.

[30] Schubert, R., Th. Wallenfang, H. J. Reulen, et al.: The influence of moderate and pronounced hypocapnia and of hypercapnia on rCBF, local tissue water content and energy metabolism in cerebral edema. European Surgical Res. **4–5** (1972) 342–343.

[31] Schubert, R., J. Grote, K. Schürmann: Tissue PO_2 and rCBF in edematous brain cortex during moderate and severe arterial hypoxia. In: Advances in neurosurgery, Vol. 7 (F. Marguth, M. Brock, E. Kazner, et al., eds.), 311–317. Springer, Berlin–Heidelberg–New York 1979.

[32] Schubert, R., K. Zimmer, J. Grote: Tissue oxygen supply conditions in the brain cortex during arterial hypocapnia. In: Advances in neurosurgery, Vol. 10. (W. Driesen, M. Brock, M. Klinger, eds.), 229–235. Springer, Berlin–Heidelberg–New York 1982.

[33] Schubert, R., K. Zimmer, J. Grote: The extent of disturbed brain cell energy state under normoxic hypocapnia and during arterial hypoxia. Adv. Neurosurg. (W. Piotrowski, M. Brock, M. Klinger), Springer, Berlin–Heidelberg **12** (1984) 253–262.

[34] Siesjö, B. K., H. Johannson, K. Norberg, et al.: Brain function, metabolism and blood flow in moderate and severe arterial hypoxia. In: Brain Work (D. H. Ingvar, N. A. Lassen, eds.), 101–119. Munskgaard, Copenhagen 1975.

[35] Toda, N.: The action of vasodilatating drugs on basilar, coronary and mesenteric arteries of the dog. J. Pharmacol. Exptl. Therap. **191** (1974) 139–146.

[36] Wahl, M., W. Kuschinsky, O. Bosse, et al.: Dependency of pial arterial and arteriolar diameter on perivascular osmolarity in the cat. A microapplication study. Circulation Res. **32** (1973) 162–169.

[37] Wahl, M., W. Kuschinsky: The dilatory action of adenosine on pial arteries of cats, and its inhibition by theophylline. Pflügers Arch. **362** (1976) 56–59.

[38] Wallenfang, Th., R. Schubert, H. J. Frei, et al.: The influence of normocapnia, moderate and pronounced hypocapnia on rCBF, local tissue water content and energy metabolism in cerebral edema. Modern aspects of Neurosurgery, Excerpta Medica, Amsterdam 3 (1971) 180–183.

[39] Wallenfang, Th.: Prognose und Therapie des Hirnabszesses. Habilitationsschrift, Mainz 1981.

[40] Zimmer, K., J. Grote, R. Schubert: Der Einfluß einer arteriellen Hypocapnie auf die zerebrale O_2-Versorgung beim vasogenen Hirnödem. In: Funktionsanalyse biologischer Systeme. Atemgaswechsel und O_2-Versorgung der Organe (J. Grote, E. Witzleb, Hrsg.), 96–106. Steiner, Wiesbaden–Stuttgart **12** (1984) 96–106.

Dynamik der Hydrolyse beim Nucleus pulposus der Bandscheibe mit Chymopapain

K. Dei-Anang, S. Al-Hami, D. Voth

Einleitung

Die Tatsache, daß Enzyme wie Chymopapain und Kollagenase den Nucleus pulposus der Bandscheibe und gar darüber hinaus Teile des Anulus fibrosus und möglicherweise benachbarte Strukturen zu zerlegen vermögen, ist zwischenzeitlich nicht mehr zweifelhaft [1, 9]. Bei genauer Indikationsstellung ist die therapeutische Erfolgsquote von 70–80% eine allgemein akzeptierte, statistische Tatsache [2]. Unklar und oft diskutiert bleibt der Grund für die 20–30%ige Versagerquote bei dieser Behandlung. Im allgemeinen wird eine falsche Indikationsstellung bzw. Patientenauswahl für das Versagen bei dieser Behandlungsmethode angenommen. Noch enttäuschender und zweifelhaft bleibt die röntgenologische Untersuchungskontrolle, besonders deutlich und anschaulich bei der Computertomographie post injectionem. In vielen Fällen bleiben die Konturen der Bandscheibe unverändert in Form und Größe bei deutlicher klinischer Besserung [6, 7, 8].

Diese Tatsachen haben uns veranlaßt, die Dynamik der Hydrolyse morphologisch an gesunden Bandscheiben von menschlichen Leichen zu untersuchen. Die ersten Ergebnisse, einige Stunden nach Einsatz des Enzyms, werden nun vorgestellt.

Material und Methodik

Untersuchungen an der Bandscheibe (intakter LWS-Block)

Aus der Wirbelsäule einer menschlichen Leiche wird ein Block aus der LWS herauspräpariert, bestehend aus 3 Wirbelkörpern und dem Os sacrum (Abb. 1). Dies entspricht 3 intakten Bandscheiben. Injektionskanülen werden jeweils 2 cm in die Tiefe der Bandscheibe eingeschoben (Mitte der Bandscheibe) bis in den Nucleus pulposus. In die oberste Bandscheibe L3 werden 2 ml physiologischer Kochsalzlösung instilliert; dies dient als Kontrolle. In die zwei unteren Bandscheiben werden je 2 ml bereits aufgelöstes Chymopapain (4000 I.E.) instilliert. Nach Entfernung der Kanüle werden die Einstichstellen mit Wachs verschlossen. Danach erfolgt eine

Inkubation der Präparate bei 37,5 °C für12 bzw. 24 Stunden. Wegen der Gefahr der Autolyse wird zunächst die Inkubationszeit auf 24 Stunden begrenzt. Anschließend werden die Bandscheiben in ihrer anatomischen Form und Struktur vorsichtig aus dem Block herauspräpariert und die Veränderungen histomorphologisch untersucht

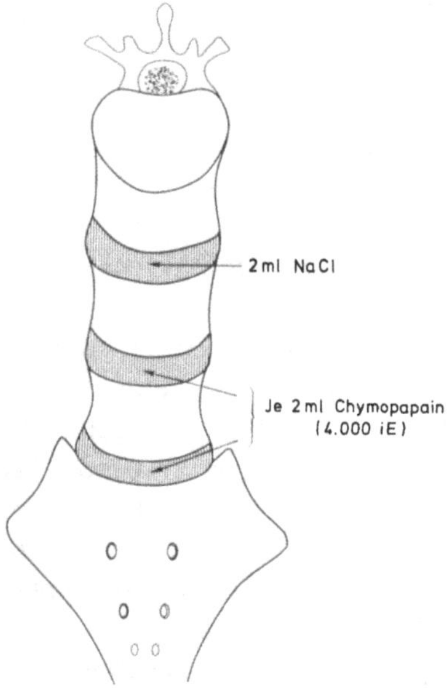

Abb. 1 Schematische Darstellung eines Wirbelkörperblocks L3–S1 mit 3 Bandscheiben. Instillation von 2 ml NaCl in die Mitte der Bandscheibe L3 und 2 ml Chymopapain in L4 und L5.

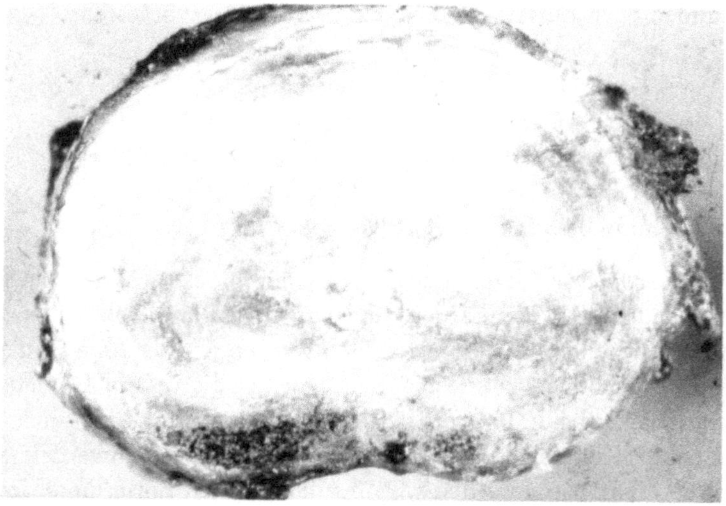

Abb. 2 Unbehandelte Bandscheibe.

Untersuchungen an einzelnen Bandscheiben (offene Behandlung)

In einer zweiten Gruppe werden die einzelnen Bandscheiben (Abb. 2) aus dem Wirbelkörperblock herausgesägt, bestehend aus Anulus fibrosus und intaktem Nucleus pulposus. Als Kontrolle wird 1 ml Kochsalz auf den Nucleus pulposus der Bandscheibe getropft. Zwei weitere Bandscheiben werden ebenfalls jeweils mit 1 ml (2000 I.E.) Chymopapain betropft, um die Reaktion am Nucleus pulposus optisch beobachten zu können. Nach dieser Inokulation erfolgt dann die Inkubation der 3 Bandscheiben ebenfalls bei 37,5 °C für eine Zeit von 12 Stunden.

Ergebnisse

Makroskopisch

Bei der *offenen* Behandlung konnte bereits wenige Minuten nach der intradiscalen Injektion eine deutliche Erweichung und ein Aufquellen des Nucleus pulposus beobachtet werden (Abb. 3). Der Anulus fibrosus erschien makroskopisch unversehrt. Insgesamt war die Volumenzunahme eindrucksvoll.

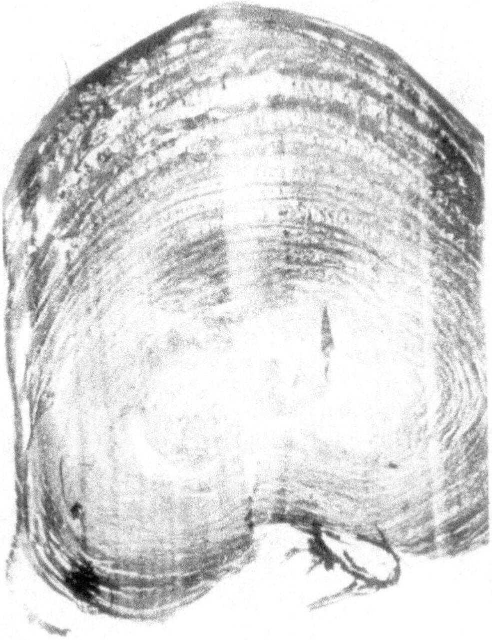

Abb. 3 Wenige Stunden nach Inokulation mit Chymopapain Demarkierung zwischen Nucleus pulposus und Anulus fibrosus.

Bei der *geschlossenen* Behandlung war äußerlich keine Veränderung im Wirbelkörperblock nachzuweisen.

Mikroskopisch

Bei der als Kontrolle unbehandelten Bandscheibe konnten histologisch altersentsprechende, einzelne, sehr kleine, herdförmige Nekrosezonen im Bereich des Faserknorpels ohne zelluläre Reaktionen nachgewiesen werden. Die Kollagenfasern des Anulus fibrosus zeigten keine signifikanten, pathologischen Veränderungen. Die

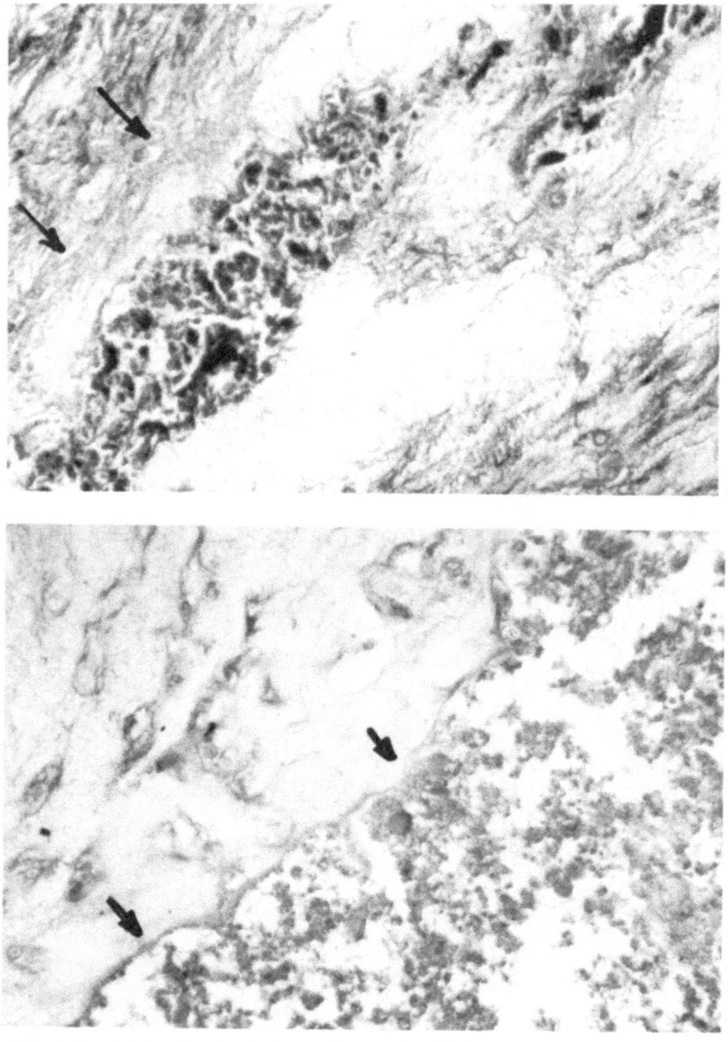

a

b

Abb. 4 a/b Mikroskopische Darstellung der Nekrose des Nucleus pulposus nach 12 Stunden bei intaktem Anulus fibrosus (Markierungen).

vorbehandelte Bandscheibe zeigte, sowohl bei der offenen Behandlung als auch im Wirbelkörperblock (mit Chymopapain instillierter Nucleus pulposus) im Vergleich zur Kontrollbandscheibe folgende histologische Veränderungen:

- Der Nucleus pulposus wurde durch Chymopapain nach etwa 12 Stunden fast vollständig aufgelöst, an den Randbezirken zum Bindegewebsknorpel fand sich zirkulär vollständig koaguliertes Gewebe mit Verlust der Basophilie sowie Ausfall der Knorpelzellen (Abb. 4).
- In den anliegenden Abschnitten des Faserknorpelgewebes wurde eine leichte Aufsplitterung der laminär angeordneten Fasern festgestellt. Die Kollagenfasern erschienen in Form und Intensität kaum verändert; dies als deutlicher Beweis dafür, daß das Chymopapain keine Wirkung auf die Kollagenfasern der Bandscheibe ausübt.
- Der Anulus fibrosus, der überwiegend aus straffem kollagenem Bindegewebe besteht, weist sowohl makroskopisch als auch mikroskopisch keine signifikante Veränderung auf.

Diskussion

Die Bandscheibenerkrankung und ihre Folgen sind die häufigste Ursache für körperliche Aktivitätseinschränkungen. Obwohl die chirurgische Behandlung des Prolapses eine feste Position in der Klinik einnimmt, werden immer wieder andere Alternativen der Behandlung vor einer operativen Intervention zunächst gesucht und ausprobiert, insbesondere dann, wenn keine absolute Indikation zur Operation besteht. Seit Hirsch [5] und Smith [9] die mögliche Behandlung mit Proteasen vorgeschlagen haben, sind viele tausend Patienten zwischenzeitlich mit dieser Therapie mit unterschiedlichem Erfolg behandelt worden (50–80%) [2].

Der exakte Mechanismus, wodurch die Enzymhydrolyse des Nucleus pulposus den Bandscheibenschmerz beeinflußt, ist nicht bekannt. Vielleicht ist der Schmerzrückgang bedingt durch den biochemischen Effekt auf die Proteoglykane der Bandscheibe, wobei durch die Zerlegung des Proteoglykanverbandes die Glykosaminglykanketten herausdiffundieren und die Wasserbindungskapazität der Bandscheibe verlorengeht. Damit wird der Intradiskaldruck reduziert, bzw. der Druck der Bandscheibe auf die Nervenwurzel. Ein direkter Einfluß der Enzyme, d. h. ein antiinflammatorischer Effekt wurde auch diskutiert, ist jedoch nicht erwiesen [3].

Bradford u. Mitarbeiter [3] stellten anhand von in vivo-Untersuchungen mit Chymopapain bei Hunden fest, daß eine proteolytische Aktivität 14 Tage nach Injektion weiterhin beobachtet werden konnte; dies im Gegensatz zum Bericht von Garvin u. Mitarbeiter [4], die eine rapide Inaktivierung und den Verlust von Chymopapain aus dem Nucleus pulposus vermuteten.

Die pathomorphologischen Veränderungen an dem Nucleus pulposus, die man bereits nach 12 Stunden eindeutig verfolgen kann, lassen keine Zweifel mehr daran, daß durch den Untergang des Nucleus pulposus insgesamt eine Herabsetzung des intradiskalen Druckes unweigerlich folgt. Obwohl der Anulus fibrosus in der anatomischen Beschaffenheit intakt erscheint, und wahrscheinlich an der Silhouette wenig Veränderungen zeigt, wie z.B. in Röntgenuntersuchungen mit dem Computertomogramm, muß man annehmen, daß der intakte Anulus fibrosus alleine keine Kompression mehr auf die benachbarten Strukturen, insbesondere die Wurzeln, ausüben kann. Der Rückgang des Schmerzbildes kann nach unserer Auffassung am ehesten durch diese Abnahme des intradiskalen Druckes erklärt werden.

Ziel unserer Untersuchung war es nicht, den direkten Mechanismus, der dem Schmerzrückgang unterliegt, zu untersuchen, sondern zunächst festzustellen, in welchem Zeitraum die Struktur und Beschaffenheit der Bandscheibe nach Injektionen von Chymopapain zusammenbricht, und dies morphologisch anschaulich zu machen. Obwohl die Aussagekraft am Leichenpräparat mit Einschränkungen zu beurteilen ist, sollte das Modell die dynamischen Vorgänge bei der Proteasehydrolyse im Sinne einer Verlaufsbeobachtung darstellen.

Zusammenfassung

Der Einfluß des Enzyms Chymopapain auf den Nucleus pulposus menschlicher Bandscheiben wird anhand von zwei Leichenpräparatmodellen untersucht. Der Untersuchungsablauf wird beim ersten Modell unter ähnlichen Bedingungen wie bei der Chemonukleolyse beim Menschen vorgenommen: Inokulation des Nucleus pulposus mit 4000 I.E. Chymopapain beim Wirbelsäulenblock, der aus der Leiche herauspräpariert wurde. Eine Bandscheibe, in welche physiologische Kochsalzlösung instilliert wurde, dient als Kontrolle. Beim zweiten Modell werden Bandscheiben einzeln aus der Lendenwirbelsäule herausgesägt und diese offen mit Chymopapain bzw. mit Kochsalz als Kontrolle behandelt. Die Ergebnisse zeigen, daß sowohl beim geschlossenen Modell als auch bei der offenen Behandlung eine unmittelbare Aktivität der Hydrolyse nach Instillation von Chymopapain ansetzt. Bereits nach 12 Stunden erkennt man bei der offenen Behandlung makroskopische Veränderungen, die zunächst, einige Minuten nach Betropfen des Nucleus pulposus mit Chymopapain, mit einem erheblichen Aufquellen des Nucleus pulposus einhergehen. Dieser Volumenanstieg kann durchaus den unmittelbaren Schmerz erklären, der während und kurz nach der Instillation von Chymopapain bei der Behandlung an Menschen auftritt. 12 Stunden nach Inokulation und nach Inkubation bei 37,5 °C besteht nun ein Zusammenbruch des Nucleus pulposus. Diese pathomorphologischen Veränderungen lassen sich sowohl makroskopisch als auch mikroskopisch verfolgen. Diese Veränderungen werden mikroskopisch analysiert nach Fixierung des Präparates.

Die Ergebnisse zeigen, daß der Nucleus pulposus einen vollkommenen Zusammenbruch der morphologischen Struktur erfährt, der Anulus fibrosus in seiner Beschaffenheit jedoch fast intakt bleibt. Bedenkt man, daß die zu behandelnde erkrankte Bandscheibe oft bereits degeneriert und nekrotisch ist, gewinnt man mit diesem Modell am menschlichen Leichenblock einen guten anatomischen Vergleich zu pathomorphologischen Veränderungen, die bei der Therapie mit Chymopapain beim Menschen ablaufen.

Literatur

[1] Artigas, J., M. Brock, H. M. Mayer: Complications following chemonucleolysis with Kollagenase. J. Neurosurg. **61** (1984) 679–685.

[2] Benoist, M., A. Deburge, G. Heripret, et al.: Treatment of lumbar disc herniation by chymopapain chemonucleolysis. Spine Vol. 7, Nr. 6 (1982) 613–617.

[3] Bradford, D. S., K. M. Cooper, T. R. Oegema: Chymopapain, Chemonucleolysis and Nucleus Pulposus Regeneration. J. Bone and Joint Surg. **65-A** (9) (1983) 1220–1231.

[4] Garvin, P. J., R. B. Jennings, I. J. Stein: Enzymatic Digestion of the Nucleus Pulposus: A review of experimental studies with Chymopapain. Orthop. Clin. North America **8** (1977) 27–35.

[5] Hirsch, C.: Studies on the pathology of low back pain. J. Bone and Joint Surg. **41-3** (2) (1959) 237–243.

[6] Macnab, I., J. A. McCulloch, D. S. Weiner, et al.: Chemonucleolysis. Can. J. Surg. **14** (1971) 280.

[7] Mall, J. C., J. C. Kaiser: Postchymopapain (chemonucleolysis) – clinical and computed tomography correlation: Preliminary results. Skeletal Radiology **12** (1984) 270–275.

[8] Martins, A. N., A. Ramirez, J. Johnston, et al.: Double-blind evaluation of chemonucleolysis for herniated lumbar discs: Late results. J. Neurosurg. **49** (1978) 816.

[9] Smith, K.: Enzyme dissolution of the nucleus pulposus in humans. J. A. M. A. **187** (1964) 137.

Die Hirndurchblutung vor und nach Thrombendarteriektomie der A.carotis interna

G. Meinig, J. Grönninger, P. Ulrich

Einleitung

Umfangreiche Studien der Hirndurchblutung vor und nach extra-intrakranieller Bypass-Operation (EC/IC) hatten gezeigt, daß keineswegs in allen Fällen nach Anastomosierung eine Verbesserung der Hirnruhedurchblutung erzielt wurde. Selbst nach eindeutig angiographisch nachgewiesenem, hämodynamisch effektivem Bypass mußte die Hirndurchblutung nicht zwangsläufig verbessert sein. Vielmehr war nach wenigen Jahren die Ruhedurchblutung generell abgefallen, auch wenn sich die Neurologie des Patienten nicht verschlechtert, in vielen Fällen sogar gebessert hat [1, 3]. Es lag daher nahe, auch die hämodynamische Situation vor und nach Thrombendarteriektomie der A.carotis interna (TEA) zu überprüfen, wobei von vornherein bei den verschiedenen klinischen Situationen (einseitige Stenose, beidseitige Stenose, einseitige Stenose mit kontralateralem Verschluß der Carotis interna) ein unterschiedliches Ergebnis erwartet werden konnte.

Methode

Die Hirndurchblutungsmessungen erfolgten mit der 133-Xenon-Inhalationsmethode (nrCBF) in einem ca. 13minütigen Meßvorgang. Es wurde ein handelsüblicher Cerebrograph der Firma NOVO Diagnostic Systems/Hadsund, Dänemark mit 16 Detektoren pro Hemisphäre benutzt; Einzelheiten der Methodik sind in früheren Publikationen beschrieben [1, 2, 3]

Die Untersuchungen wurden bei insgesamt 27 Patienten prä- und 2–4 Wochen postoperativ durchgeführt. Die Einteilung in 3 Gruppen erfolgt entsprechend dem angiographischen Befund. Gruppe 1 zeigte eine einseitige Carotisstenose in Höhe der Bifurkation; Gruppe 2 eine beiderseitige Stenose gleicher Lokalisation; Gruppe 3 eine einseitige Stenose und einen Carotisverschluß auf der kontralateralen Seite.

Ergebnisse

Tabelle 1 und Abb. 1 zeigen die Ergebnisse der Hirndurchblutungsmessung vor- und nach TEA für die betroffene Hemisphäre als auch für die kontralaterale Seite. In der Gruppe 1 beobachten wir sowohl im F_1-Wert als auch im ISI-Wert eine nahezu unveränderte Durchblutung 2–4 Wochen nach der Thrombendarteriektomie, während die F_1-Werte im Bereich der betroffenen Hemisphäre postoperativ etwas höher liegen, zeigen die ISI-Werte einen leichten Abfall. Auf der nicht betroffenen kontralateralen Seite der Hirnhemisphäre ändern sich die Durchblutungswerte in ähnlicher

Tabelle 1 CBF (Hemisphärenmittelwerte von F_1 und ISI in ml/100 g/min.) vor und 2–4 Wochen nach TEA (Gruppe wie für Abb. 1).

		F_1 op. s.	F_1 contralat. s.	ISI op. s.	ISI contralat. s.
GR,1	preop.	66,3± 8,7	68,8± 9,9	43,4±5,9	44,0±6,7
n=6	postop.	71,4±11,4	70,9±10,1	42,7±7,1	42,4±7,1
GR,2	preop.	63,6± 9,7	63,6± 9,8	39,7±7,4	39,5±7,5
n=13	postop.	67,3± 7,1	67,6± 6,6	40,3±8,1	40,0±8,0
GR,3	preop.	60,5± 5,7	60,9± 5,2	37,2±6,8	37,0±6,6
n=8	postop.	66,1±10,1	66,1±11,3	41,3±6,8	40,9±6,1

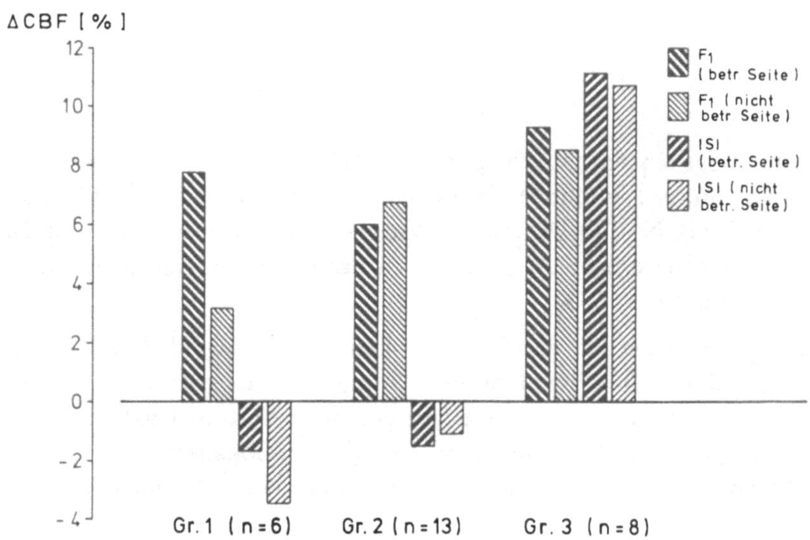

Abb. 1 Die Veränderung der Hirndurchblutung vor und 2–4 Wochen nach TEA für F_1 und ISI bei einseitiger (Gr. 1), doppelseitiger Carotisstenose (Gr. 2) und einseitiger Carotisstenose bei gleichzeitigem Verschluß der kontralateralen Seite (Gr. 3).

Weise (entsprechend fanden wir nach EC/IC-Anastomosierung ebenfalls einen parallelen Verlauf der Hirndurchblutung auf der operierten und nicht operierten Seite). In der Gruppe 2 finden wir keine gravierenden Änderungen. Die F_1-Werte zeigen eine Steigerung der Durchblutung sowohl auf der betroffenen als auch auf der nicht betroffenen Hemisphäre, während die ISI-Werte praktisch keine Veränderungen postoperativ aufweisen. Ganz anders sind die Ergebnisse in der Gruppe 3. Hier finden wir sowohl im F_1-Wert als auch im ISI-Wert eine deutliche Steigerung der Durchblutung sowohl auf der betroffenen als auch auf der nicht betroffenen Seite.

Diskussion

Nach Thrombendarteriektomie der A.carotis interna (TEA) zeigt die Hirndurchblutungsmessung mit der nicht invasiven Xenon-Inhalationsmethode keine wesentliche Besserung der Ruhedurchblutung, wenn nur eine einseitige Stenose vorliegt. Bei doppelseitigen Stenosen zeigt sich eine Tendenz der Durchblutungssteigerung in der Hirnrinde 2–4 Wochen nach der Thrombendarteriektomie. Ganz anders veränderten sich die Durchblutungsverhältnisse nach TEA, wenn auf der kontralateralen Seite ein Carotis interna-Verschluß vorliegt; hier kommt es zu einer globalen Verbesserung der Durchblutung der betroffenen und nicht betroffenen Hemisphäre. Die Ergebnisse zeigen (wie auch umfangreiche Untersuchungen nach extra-intrakranieller arterieller Anastomosierung), daß die Hirndurchblutung keineswegs allein vom Angebot bestimmt ist. Geringfügige Veränderungen des Angebotes verändern die Hirndurchblutung nicht. Liegt aber ein deutlich reduziertes Angebot vor, wie in der Gruppe 3 bei einseitiger Stenose und kontralateralem Verschluß der Carotis interna, so bewirkt eine Verbesserung des Angebotes durch Thrombendarteriektomie generell eine Verbesserung auch der Hirnruhedurchblutung. Die Ergebnisse dürfen aber keinesfall zu dem Trugschluß führen, daß die TEA bei einseitiger Stenose der Carotis interna überflüssig ist; denn unsere umfangreichen Untersuchungen nach EC/IC-Anastomosierung haben gezeigt, daß die Ruhedurchblutung nur eine Teilinformation über die zerebrale Durchblutungssituation gibt und mehr Informationen von Funktionstesten zu erwarten sind. Wir nehmen an, und Einzeluntersuchungen haben dies inzwischen bestätigt, daß – wie nach EC/IC-Anastomosierung – die zerebrale Reservekapazität erhöht und damit die Sicherheit für den Patienten, einen Insult zu erleiden vermindert wird. Die vorliegenden Ergebnisse motivieren uns, den Wert der TEA, welcher für die Gruppe 3 (einseitige Stenose, kontralateraler Verschluß der Carotis) nachgewiesen erscheint, auch für die Gruppe 1 und 2 (die einseitige und beiderseitige Stenosierung der Carotis interna) nachzuweisen, wobei routinemäßig Stimulationstests mit CO_2, Diamox oder anderen vasodilatorischen Substanzen notwendig erscheinen. Darüber hinaus muß das Ergebnis durch Langzeituntersuchungen erhärtet werden.

Zusammenfassung

Die Überprüfung der Hirndurchblutung vor und wenige Wochen nach TEA zeigt, daß sich die Ruhedurchblutung bei einseitiger und bei beiderseitiger Carotisstenose kaum, bei einseitigem Carotisverschluß und einseitiger Stenose deutlich verbessert. Die Untersuchungen zeigen einmal mehr, daß das Ergebnis der Hirndurchblutungsmessung über einen weiteren Bereich weitgehend unabhängig vom Angebot ist. Erst bei einem drastisch vermindertem Angebot bewirkt die TEA einen Anstieg der Ruhedurchblutung.

Literatur

[1] Meinig, G., P. Ulrich, E. Köster, et al.: Ergebnisse der atraumatischen Hirndurchblutungsmessung mittels Xenon-Inhalation nach EC/IC-Anastomose. Akt. Neurol. 10 (1983) 208–211.

[2[Ulrich, P., G. Meinig: Nicht-invasive regionale Hirndurchblutungsmessung (nrCBF) bei ischämisch zerebrovaskulären Erkrankungen. Akt. Neurol. 10 (1983) 184–187.

[3] Ulrich, P., G. Meinig, E. Köster: Verlaufsuntersuchungen der Hirndurchblutung nach extra-intrakraniellen arteriellen Bypass-Operationen. (Dieses Heft, S. 23–31.)

Verlaufsuntersuchungen der Hirndurchblutung nach extra-intrakraniellen arteriellen Bypass-Operationen

P. Ulrich, G. Meinig, E. Köster

Einleitung

Frühere Untersuchungen [Halsey et al. 1982; Meinig et al. 1982] hatten ergeben, daß die Hirndurchblutung 6 bis 18 Monate nach zerebralen Bypass-Operationen ein Maximum erreicht und während der folgenden Jahre allmählich wieder abfällt. Dennoch bessert oder stabilisiert sich in vielen Fällen der neurologische Befund und weitere Insulte bleiben aus. Als Ursache dieser Beobachtung wurde eine Verbesserung der zerebrovaskulären Reservekapazität diskutiert. Hierfür sprach die Zunahme des durchblutungsfördernden Effekts einer CO_2-Inhalation bei Patienten nach Bypass-Operation. – Ziel der vorliegenden Studie war es, verschiedene vasoaktive Stimuli in ihrer Wirkung auf die globale und regionale Hirnperfusion vor und nach zerebraler Bypass-Operation zu untersuchen.

Methodik

Patienten

165 der 203 in unserer Klinik in der Zeit von 1977 bis Ende 1984 mit einem Bypass zwischen der A.temporalis superficialis und einem kortikalen Ast der A.cerebri media (STA-MCA-Bypass) versorgten Patienten erhielten mindestens einmal prä- und postoperativ eine Hirndurchblutungsmessung. Die Relation von Männer zu Frauen betrug 2,3:1. Das Durchschnittsalter lag bei 40 Jahren (16–74 Jahre). In 62% fand sich ein einseitiger, in ca. 9% ein doppelseitiger Carotis interna-Verschluß. In 16% bestanden Verschlüsse oder Stenosen im Stromgebiet der A.cerebri media. In 13% handelte es sich um Bypassversorgungen bei Carotisunterbindungen wegen Riesenaneurysmen, Tumoren der Schädelbasis mit Ummauerung der großen Gefäße oder um Carotis-Sinus cavernosus-Fisteln. 67% der Patienten hatten ischämische Infarkte (CS) leichter oder mittelschwerer Ausprägung mit guter Rückbildungstendenz erlitten. In 25% der Fälle waren transitorisch-ischämische Attacken (TIA) bzw. reversible ischämische neurologische Defizite (RIND) abgelaufen. – Die Auswahl der Patienten für die Bypass-Operation basierte auf dem klinischen Befund,

der zerebralen Computer-Tomographie und der Angiographie. Der Hirndurchblutungsbefund diente als zusätzliche Entscheidungshilfe in Ergänzung der morphologischen Diagnostik. Patienten, die aufgrund der Schwere ihres durchgemachten Hirninfarktes nicht in der Lage waren zu gehen oder eine Hand zu gebrauchen, wurden von der Operation ausgeschlossen, ebenso Patienten mit weniger als 8 Wochen zurückliegenden Infarkten.

Hirndurchblutungsmessungen (nrCBF)

nrCBF wurde mit der 133 Xenon-Inhalationsmethode in einem ca. 13minütigen Meßvorgang bestimmt. Wir verwendeten den handelsüblichen Cerebrographen der Firma NOVO Diagnostic Systems (Hadsund/Dänemark) mit 16 Detektoren pro Hemisphäre in planparalleler Anordnung. Bezüglich der Einzelheiten der Methodik sei auf frühere Publikationen [Ulrich et al. 1983] verwiesen. Die Prüfung der Autoregulation erfolgte durch Beimischung von 7% CO_2 zur Atemluft 5 Min. vor und während der ersten 3 Minuten der 133 Xe-Clearance-Phase. Der pCO_2 in der Exspirationsluft stieg um 12 bis 15 mm Hg an. Ein CO_2-Reaktivitätsfaktor wurde errechnet aus der prozentualen rCBF-Änderung bezogen auf 1 mm Hg CO_2-Steigerung. Als vasoaktive Stimuli verwendeten wir außerdem Pharmaka wie das Mutterkornalkaloid-Mischpräparat Defluina® (Raubasin 12,5 mg, Dihydroergocristin 0,5 mg, Dihydroergotamin 0,125 mg), das als Kurzinfusion über 20 Minuten i.v. verabreicht wurde und den Carboanhydrasehemmer Diamox® in einer Dosis von 500 mg i.v.

Ergebnisse

In den Gruppen TIA/RIND und CS verbesserte sich die Ruhedurchblutung innerhalb der ersten 18 Monate postoperativ sowohl in der operierten als auch in der kontralateralen Hemisphäre signifikant. Die Flowsteigerung in der Gruppe der transitorischen Defizite betrug ca. 8, in der Gruppe mit ischämischen Infarkten ca. 6 ml/100 g/min. (Abb. 1 a, b). Die erzielte Flowsteigerungsrate war am größten bei stark erniedrigtem präoperativen rCBF (Abb. 1 c), bei Patienten unter 50 Jahren und bei Mediaprozessen. Während des weiteren Beobachtungszeitraums von bis zu 5 Jahren sank die globale Hirnperfusion wieder allmählich ab, besonders in der CS-Gruppe, weniger bei Patienten mit stark herabgesetzten präoperativen Ausgangswerten. Gleichzeitig näherten sich die Hemisphärenmittelwerte an und die interregionalen Hemisphärendifferenzen (RIFD) normalisierten sich in vielen Fällen (Abb. 2). Der neurologische Befund verbesserte sich im Nachbeobachtungszeitraum von im Mittel 3 Jahren in ca. 50% des Gesamtkollektivs. In 47% sistierten weitere ischämische Insulte und der neurologische Status stabilisierte sich. In etwa 3% traten zerebrale Reinsulte auf.

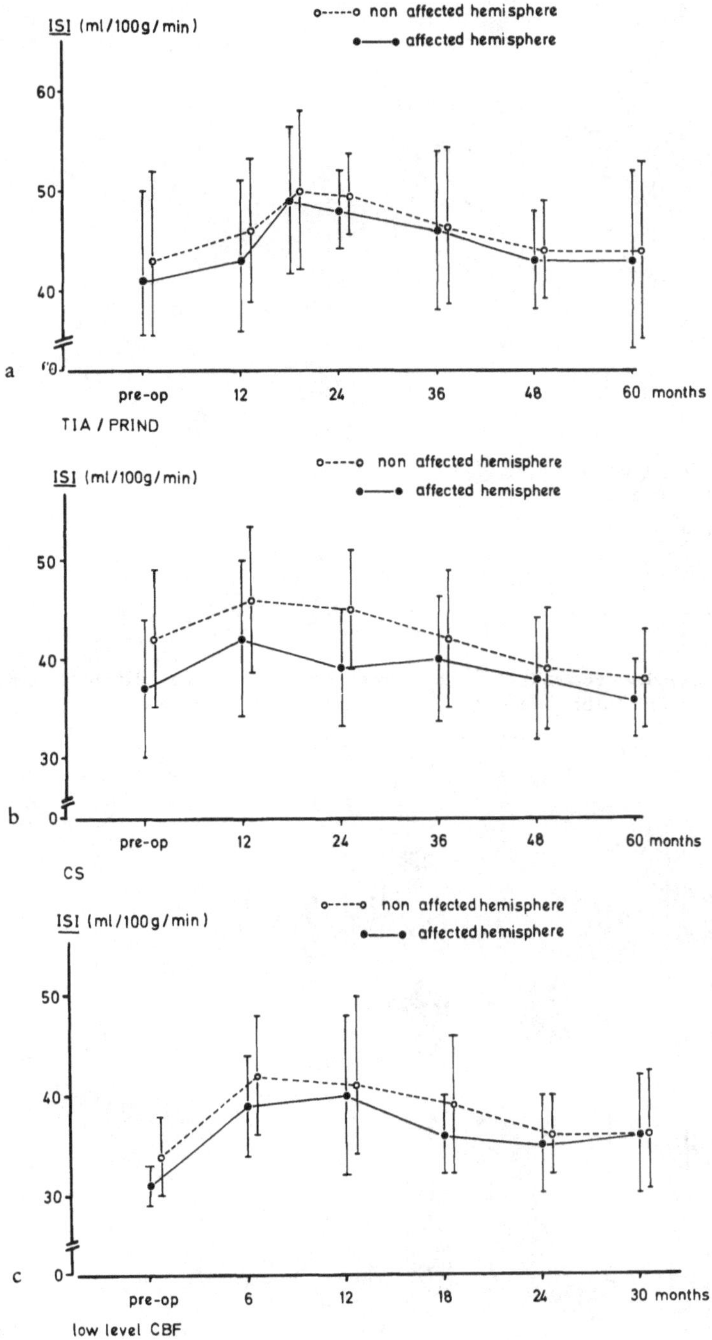

Abb. 1 Verlauf der mittleren Hemisphärendurchblutung (ISI, initial slope index nach Risberg nach STA-MCA-Bypass in der operierten Hemisphäre und der Gegenseite bei:
a) Patienten mit TIA/RIND (n=30); b) Patienten mit CS (n=90); c) Patienten mit mäßiger bis starker globaler CBF-Reduktion (low level CBF) präoperativ (n=32).

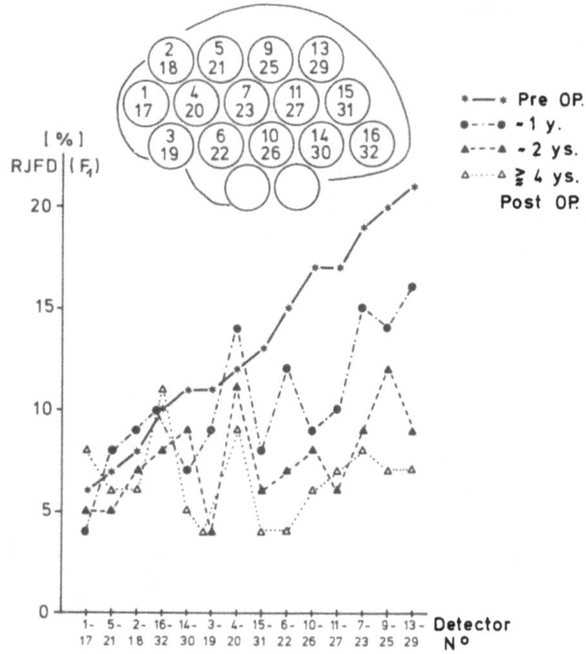

Abb. 2 Änderungen der regionalen interhemisphärischen Flowdifferenzen in Prozent (RIFD) bezogen auf den Mittelwert von F_1 der betroffenen Hemisphäre nach STA-MCA-Bypass.

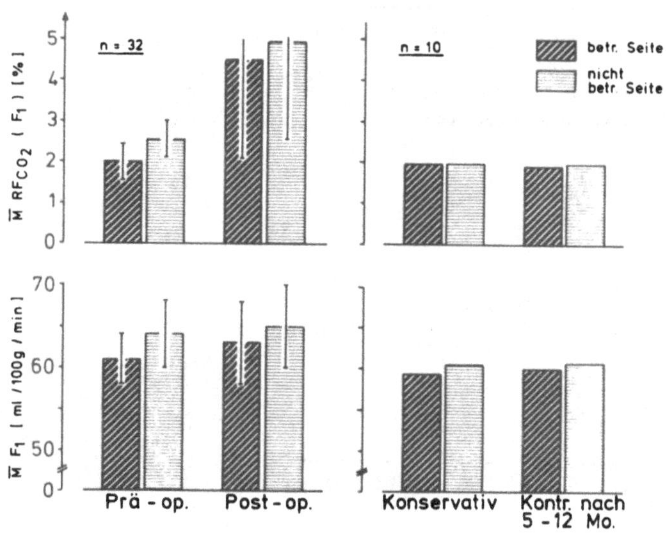

Abb. 3 Änderung der mittleren Hemisphärendurchblutung (F_1) während des ersten Jahres nach Bypass-Op. (links unten) und bei konservativ behandelten Patienten (rechts unten); Änderung des CO_2-Reaktivitätsfaktors für den Parameter F_1 im gleichen Zeitraum im operierten (links oben) und im konservativ behandelten (rechts oben) Patientenkollektiv.

Abbildung 3 zeigt links unten den leichten, aber signifikanten Anstieg der Hemisphärendurchblutung im ersten Jahr postoperativ bei einer Gruppe von 32 Patienten, bei der prä- und postoperativ Stimulationsversuche mit 7% CO_2-Inhalation vorgenommen wurden. Darüber ist dargestellt der CO_2-Reaktivitätsfaktor der Hemisphärenmittelwerte der operierten (linke Säule) und der nicht operierten Seite (rechte Säule). Es ergaben sich für den Parameter F_1 (schnell auswaschendes Kompartment, entspricht der grauen Substanz) Steigerungen um das 2,3fache, während der Reaktivitätsfaktor für den Parameter ISI (initial slope index nach Risberg 1975; überwiegend, jedoch nicht ausschließlich vom Flow in der grauen Substanz bestimmt) nicht signifikant verbessert erschien. Unverändert blieben im entsprechenden Zeitraum sowohl die Hirndurchblutung als auch die Reaktivitätsfaktoren für CO_2 in einem Vergleichskollektiv von 10 Patienten, die ähnliche Ausgangsbefunde, wie die Testgruppe aufwiesen, jedoch aus unterschiedlichen Gründen einer Bypassoperation nicht unterzogen wurden.

Erfaßt man die Reaktivitätsfaktoren für CO_2 getrennt für die klinischen Gruppen mit TIA/RIND und für CS und errechnet die Mittelwerte der beiden Gruppen, so ergaben sich präoperativ (Tab. 1, oben) für den Parameter F_1 in der Infarktgruppe eine Reduktion auf 33% der Norm, in der TIA/RIND-Gruppe auf 52% der Norm. Bei ISI wies RF_{CO_2} in den beiden genannten Gruppen keine Unterschiede auf, er war auf ca. 70% vermindert. Innerhalb von 12 Monaten postoperativ (Tab. 1 unten) änderte sich RF_{CO_2} für ISI in der TIA/RIND-Gruppe nicht, stieg in der CS-Gruppe um 22% an. RF_{CO_2} für F_1 erhöhte sich in der leichten Insultgruppe um 73%, in der Infarktgruppe um 207%!

Die intravenöse Applikation des Mutterkornalkaloidmischpräparats Defluina® bewirkte bei 8 Patienten weder prä- noch postoperativ eine signifikante Änderung der Gesamtdurchblutung bei nahezu konstantem arteriellem Mitteldruck und pCO_2. – Allerdings waren, wie in Abb. 4 beispielhaft dargestellt, in 50% der Fälle neben leichten globalen Durchblutungsanstiegen regionale Perfusionssteigerungen in pri-

Tabelle 1 CO_2-Reaktivitätsfaktoren für ISI (initial slope index) und F_1 (schnell auswaschendes Kompartment) bei Patienten mit TIA/RIND und CS oben: präoperativ; unten: postoperativ (Mittelwert ± SD)

RF_{CO_2} (%) präoperativ	TIA/RIND n = 13	CS n = 19	NORM
$\overline{M}$ ISI	2.4 ± 1.9	2.3 ± 1.2	> 3.3
$\overline{M}$ F_1	2.2 ± 1.9	1.4 ± 1.4	> 4.2
RF_{CO_2} (%) postoperativ	TIA/RIND	CS	NORM
M ISI	2.4 ± 1.4	2.8 ± 1.1	> 3.3
M F_1	3.8 ± 1.7	4.3 ± 3.9	> 4.2

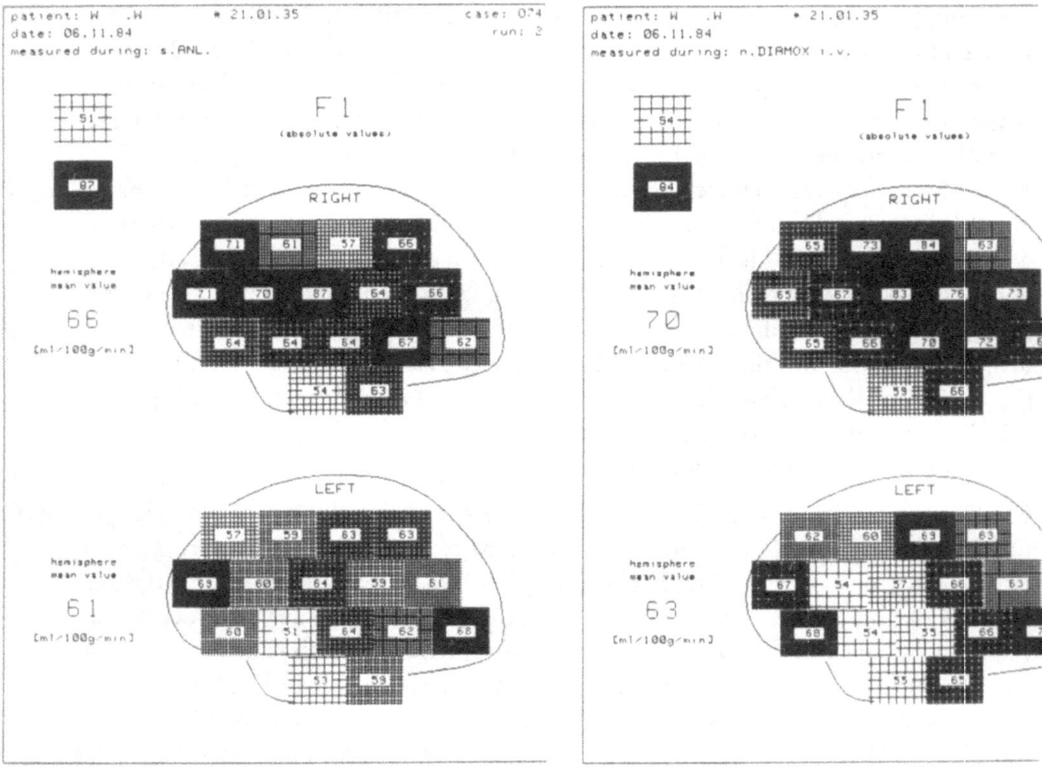

a b

Abb. 4 CBF-Änderungen in Prozent des Ruhewerts unmittelbar nach Defluina®-Infusion (linke Säulen), sowie 30 Min. später (rechte Säulen) bei einer 45jährigen Patientin mit CS im Versorgungsgebiet der linken A.cerebri media (Ischämiezonen grau) vor und 8 Monate nach Bypass-Operation.

mär minderdurchbluteten Arealen zu verzeichnen, wie bei dieser Patientin mit einem ischämischen Infarkt im linken Mediaversorgungsgebiet.

Um Patienten die Unannehmlichkeiten einer CO_2-Inhalation zu ersparen, wurden in Einzelfällen auch Injektionen von Diamox® vorgenommen. Die uns vorliegenden Erfahrungen mit dieser Stimulationsmethode sind auf Messungen an 6 Patienten prä- und postoperativ beschränkt. Die Zunahme der globalen Hirndurchblutung nach 500 mg i. v. betrug im Mittel präoperativ 10% bei F_1 und 8% bei ISI (n=8). Postoperativ änderten sich im Mittel von 6 Patienten die Steigerungsraten für F_1 und ISI mit 9% praktisch nicht. Regional waren bei 3 von 8 Patienten präoperativ nach Diamox-Injektion Stealphänomene zu beobachten. Abb. 5 a zeigt den Hirndurchblutungsbefund der linken Hemisphäre vor EC/IC-Bypass bei einem 49jährigen Mann mit abgelaufenem ischämischen Infarkt links frontal. Es kommt hier nach Diamox-Gabe zu einer paradoxen Reaktion mit Durchblutungsabfall in fronto-temporalen Regionen der linken Hemisphäre (Abb. 5 b).

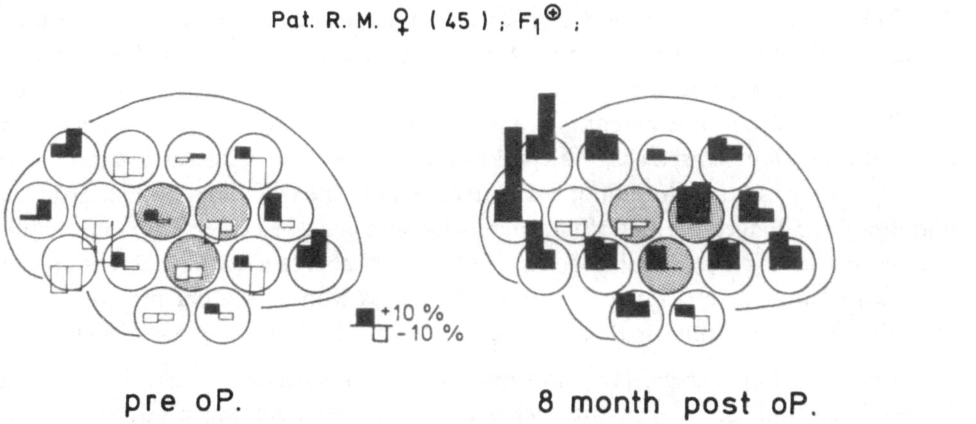

Abb. 5 CBF (F_1) bei einem 49jährigen Patienten mit abgelaufenem Mediainfarkt links vor 4 Monaten bei Verschluß der A.carotis communis; ischämischer Focus links fronto-temporal a) vor b) nach i.v.-Inj. von 500 mg Diamox®.

Diskussion

Die Analyse der Langzeitverlaufsbeobachtung nach EC/IC-Bypassoperation zeigt, daß sich ihr Effekt im wesentlichen aus 3 Komponenten zusammensetzt:

1. Die Ruhedurchblutung beider Hemisphären steigt innerhalb der ersten 12 Monate in allen nach klinisch-symptomatischen Gesichtspunkten unterschiedenen Gruppen relativ steil an und erreicht nach spätestens 18 Monaten ein Maximum. Im Gegensatz zu den Befunden von Halsey und Mitarbeitern 1982 finden wir die Steigerungsrate des CBF positiv korreliert mit dem Grad der Flowminderung präoperativ. Es ist zu vermuten, daß ein hämodynamisch wirksamer Druckgradient zwischen extra- und intrakraniellem Strombett ein wichtiger Faktor für die Flowzunahme in der Anastomose ist. Zumindest gilt dies für die Frühphase nach Anlage der Anastomose, also während der ersten 12 Monate. In diesem Zeitraum dürfte auch die rascheste Kaliberzunahme der STA vonstatten gehen. Die Meßwerte des Gefäßdurchmessers liegen nach den Befunden von Halsey et al. präoperativ im Mittel bei 2,1 mm und erreichen postoperativ ein Maximum von 2,8 mm.

Wie Abb. 1 zeigt, sank die mittlere Ruhedurchblutung in allen Gruppen in den folgenden Jahren allmählich wieder ab. – Zur Erklärung dieses Phänomens müssen nach unserer Auffassung mehrere Faktoren herangezogen werden. – Geht man davon aus, daß die maximale Flowsteigerung in der früheren Phase nach Anlegen der Anastomose überwiegend auf einen nach intrakraniell gerichteten Druckgradienten und weniger auf den tatsächlichen metabolischen Bedarf des Hirns zurückzuführen ist, so ist der Rückgang der Gesamtdurchblutung im Verlauf unseres Beobachtungszeitraums bis zu 5 Jahren als ein allmählicher Angleichungsvorgang der Ruhedurchblutung an den eigentlichen Energiebedarf zu verstehen. Hinzu kommt, daß sich in vielen Fällen nach Überwindung der akuten Krankheitsphase mit ihren Streßbelastungen die soziale Situation der Patienten geändert hat. Rückzug aus dem Berufsleben mit Berentung, ausgeglichenere Lebensweise und Wegfall der durch die oft akut einsetzende Erkrankung hervorgerufenen Zukunftsängste und Sorgen mit Anpassung an häufig fortdauernde krankheitsbedingte Behinderungen und Einschränkungen der Entfaltungsmöglichkeiten bedeuten einerseits eine erhebliche Verminderung der Streßbelastung, andererseits aber auch eine Regression der intellektuellen Beanspruchung. Beides wird sich als Minderung der metabolischen Hirnaktivität und damit als Rückgang der Hirnruhedurchblutung auswirken.

2. Die Seitendifferenzen der Perfusionsmuster der von der Ichämie mehr betroffenen Hemisphäre und der Gegenseite gleichen sich im Beobachtungszeitraum von 5 Jahren immer mehr an. Dies trifft sowohl für die Hemisphärenmittelwerte als auch die interregionalen Hemisphärendifferenzen zu (Abb. 2). In vielen Fällen stellt sich wieder ein physiologischeres Durchblutungsmuster der Hemisphären ein mit Flowmaxima im Frontalbereich im Sinne der von Ingvar 1979 beschriebenen Hyperfrontalität. Die Frage, welchen Beitrag zu dieser Normalisierung die Revascularisationsoperation leistet und zu welcher Verbesserung bereits natürliche Reparationsvorgänge führen, kann nicht sicher beantwortet werden, da ein entsprechendes Vergleichskollektiv konservativ behandelter Patienten fehlt. Die Daten von 10 Patienten mit ischämischen Infarkten, die aus unterschiedlichen Gründen nicht mit einer EC/IC-Anastomose versorgt wurden, zeigen über einen Zeitraum von im Mittel 2½ Jahren keine signifikante Änderung ihrer Ruhedurchblutung, jedoch ebenfalls eine Abnahme der Seitendifferenzen im Perfusionsmuster beider Hemisphären. Es ist zu vermuten, daß durch die artefizielle Kollateralverbindung ohnehin ablaufende Restitutionsvorgänge beschleunigt und verstärkt werden.

3. Die Antwort der Hirngefäße auf vasoaktive Stimuli, besonders auf den Vasodilatator Kohlendioxid ist nach unseren Befunden im ersten Jahr postoperativ gegenüber der präoperativen Reaktion signifikant verbessert. Man findet diese Verbesserung nicht in 10 konservativ behandelten Fällen. Diese Ergebnisse stimmen mit denen Halseys und Mitarbeitern überein. Allerdings finden wir eine deutlichere Steigerung der Reaktion bei F_1 als bei ISI. Die gleichsinnige Wirkung des Carboanhydrasehemmers Diamox war quantitativ schwächer. Normwerte der CBF-Änderung an einem Vergleichskollektiv liegen noch nicht in ausreichendem Umfang vor. Dennoch erscheint die Substanz geeignet, in Fällen, wo der Einsatz von CO_2 nicht möglich ist, als Ersatz zu fungieren. Allerdings haben wir nach Diamox in mehreren Fällen intrazerebrale Steal-Phänomene beobachtet, die ohne eine Verschlechterung des neurologischen Befundes einhergingen. Vergleichbares trat unter Inhalation von 7% CO_2 nicht auf.

Die Anwendung des Secalealcaloidmischpräparates Defluina® scheint zur Testung der zerebrovaskulären Reservekapazität weniger geeignet, da seine Wirkung nicht wie bei CO_2 nur auf die zerebralen Gefäße beschränkt ist. Es kann zu systemischen Wirkungen auf den Blutdruck kommen, die in unseren Fällen in der Praxis allerdings nicht auftraten. Beschrieben sind für die Komponente Raubasin auch Wirkungen auf das kardiale Schlagvolumen. Wir beobachteten im Mittel eine geringe Zunahme der globalen Durchblutung, deren Ausmaß im Einzelfall sehr schwankte. Interessant schien in mehreren Fällen die Flowsteigerung in primär minderversorgten Arealen und gleichzeitig eine Verminderung der Durchblutung in normal- oder leicht mehrdurchbluteten Bezirken. Wir deuteten dies als einen ausgleichenden Effekt der bivalenten Rezeptorwirkung des Dihydroergocristins, wobei je nach regionaler Ausgangssituation mehr die alphamimetischen oder mehr die alphalytischen Eigenschaften zum Tragen kämen [Meinig 1983].

Zusammenfassung

Unsere Befunde zeigen, daß die Hirndurchblutung im ersten Jahr nach STA-MCA-Bypass wahrscheinlich vorwiegend aufgrund des nach intrakraniell gerichteten Druckgradienten steil ansteigt, besonders in Fällen mit stark erniedrigtem präoperativen CBF. Nach Erreichen eines Maximums zwischen dem 12. und 18. Monat geht die Perfusion allmählich wieder zurück, was wir als Angleichungsvorgang an die aufgrund mehrerer Faktoren verminderte metabolische Hirnaktivität deuten. Während dieses Zeitraums nehmen die Flowdifferenzen der Perfusionsmuster beider Hemisphären ab. Dieser Vorgang wird durch die Revascularisationsoperation verstärkt und beschleunigt, ist aber in der Tendenz auch bei konservativ behandelten Patienten zu beobachten. Der entscheidende Effekt der Bypassoperation dürfte in der Erhöhung der zerebrovaskulären Reservekapazität liegen, wie deutlich aus Stimulationsversuchen mit Inhalation von Kohlendioxid hervorgeht. Die Mobilisation von Blutreserven im Bedarfsfall (z. B. Hypotonie, Hypoglykämie, psychophysische Streßbelastungen) kann zur Senkung der Reinsulthäufigkeit beitragen.

Literatur

[1] Halsey, J. H., R. B. Morawetz, U. W. Blauenstein: The Hemodynamic Effect of STA-MCA Bypass. Stroke **13** (1982) 163–167.

[2] Ingvar, D. H.: „Hyperfrontal" Distribution of the Cerebral Grey Matter Flow in Resting Wakefulness; on the Functional Anatomy of the Conscious State. Acta. Neurol. Scand. **60** (1979) 12–25.

[3] Meinig, G., P. Ulrich, E. Köster, et al.: Follow up nrCBF after EC/IC Anastomoses. 6th International Symposium „On Microsurgical Anastomoses for Cerebral Ischemia" Kyoto 1982.

[4] Meinig, G., P. Ulrich: nrCBF for the Assessment of Vasoactive Drugs in Stroke Patients. International Symposium „Measurement of CBF and Cerebral Metabolism in man" Heidelberg 1983 (in press).

[5] Risberg, J., Z. Ali, E. M. Wilson, et al.: nrCBF by 133-Xenon-Inhalation. Preliminary Evaluation of an Initial Slope Index in Patients with Unstable Flow Compartments. Stroke **6** (1975) 142–148.

[6] Ulrich, P., G. Meinig: Nicht-invasive regionale Hirndurchblutungsmessung (nrCBF) bei ischämisch cerebrovaskulären Erkrankungen. Akt. Neurol. 10 (1983) 184–187.

Intraspinale Meningeome: Klinik, Therapie und Ergebnisse (Eine Auswertung von 80 Fällen)

J. N. Brito, W. Wagner, D. Voth, C. Grieser

Einleitung und Krankengut

In der vorliegenden Arbeit wurden 80 Fälle von intraspinalen Meningeomen ausgewertet, die in unserer Klinik im Zeitraum von 1953 bis 1984 operiert wurden. Im vorliegenden Krankengut überwogen deutlich die Frauen (87,5% weibliche, 12,5% männliche Patienten). Das Alter der Patienten schwankte zwischen 23 und 82 Jahren, wobei das 6. und 7. Lebensjahrzehnt mit einem relativen Anteil von 27,5% bzw. 32,5% bevorzugt wurde.

Die Anamnesedauer erstreckte sich bei den Patienten von 3 Monaten bis über 20 Jahre. Zur statistischen Auswertung und Korrelation mit dem Behandlungserfolg wurde die Dauer der Vorgeschichte in folgende Abschnitte eingeteilt: Weniger als 1 Jahr/1–2 Jahre/2–3 Jahre/mehr als 3 Jahre.

Die klinische Symptomatik der untersuchten Patienten verlief bei einem Großteil der Fälle unter dem Bild eines sensomotorischen, inkompletten (58,8%) oder kompletten (7,5%) Querschnittsyndroms oder eines Brown-Séquard-Syndroms (7,5%). Motorische Störungen fanden sich bei fast allen untersuchten Patienten (96,3% der Fälle), entweder in Zusammenhang mit einem Querschnittsyndrom oder in Form mehr oder minder isolierter Paresen. Die Querschnittslähmungen traten hierbei sowohl in Form schlaffer als auch spastischer Paresen auf. Ähnliches gilt für die sensiblen Störungen: Sensible Ausfallssymptome wie Hypästhesien und Hypalgesien sowie Reizsymptome in Form von Parästhesien und Dysästhesien unterschiedlichen Verteilungsmusters (z. B. symmetrisch oder asymmetrisch querschnittsförmig) traten bei insgesamt 91,3% der Patienten auf. Typische radikuläre brennende oder ziehende Schmerzen wurden von den Patienten in 47,5% der Fälle geklagt. In einem annäherend gleichen Prozentsatz (48,8%) kam es zu vegetativen Störungen, die unterteilt wurden in Harnverhaltung, Obstipation, Incontinentia urinae und Incontinentia alvi. Fast die Hälfte der vegetativen Störungen zeigte sich in Form einer Retentio urinae, gefolgt von Stuhl- und Harninkontinenzstörungen (Tab. 1).

Tabelle 1

Symptom	Häufigkeit	in %
Motilitätsstörung	77	96,3%
Sensibilitätsstörung	73	91,3%
Wurzelschmerzen	38	47,5%
Vegetative Ausfälle	39	48,8%

Diagnostik

An präoperativen apparativ-diagnostischen Maßnahmen wurden Röntgennativuntersuchungen, Liquoruntersuchungen (z. T. einschl. Prüfung der Liquorpassage nach Queckenstedt) sowie insbesondere die Myelographie mit positivem Kontrastmittel durchgeführt. Röntgennativdiagnostische Veränderungen zeigten sich nur in einem Viertel der Fälle, wobei hier lokale Knochenveränderungen und Wirbelsäulendeformitäten (Kyphosen oder Skoliosen) sowie Kombinationen dieser Veränderungen überwogen. Die Ergebnisse der myelographischen Untersuchungen können der folgenden Tab. 2 entnommen werden. Hierbei fällt auf, daß in fast drei Viertel der Fälle ein kompletter Kontrastmittelstop beschrieben wurde.

Insbesondere bei den Patienten mit totalem KM-Stop wurde in einigen Fällen eine zusätzliche suboccipitale KM-Applikation notwendig, um die Lokalisation und Ausdehnung des Tumors besser darstellen zu können.

Unter den apparativ diagnostischen Maßnahmen sind in einzelnen Fällen ferner noch die Liquor-Isotopen-Szintigraphie sowie die spinale Angiographie zu erwähnen.

In neuerer Zeit kam zusätzlich die Computer-Tomographie als vervollständigende Ergänzung des diagnostischen Arsenals hinzu [11]. Durch die Kernspin-Resonanz-Tomographie (NMR) diagnostizierte Fälle sind in dem von uns untersuchten Krankengut noch nicht enthalten.

Tabelle 2 Myelographie

Gesamtzahl	80	100%
Aussparung	1	1,3%
Inkompletter KM-Stop	18	22,5%
Kompletter KM-Stop	58	72,5%
Keine Angabe	3	3,8%

Tumorlokalisation

Bei den 80 Patienten unserer Serie lagen die spinalen Meningeome im weit überwiegenden Teil der Fälle (82,5%) im Thorakalbereich; der Zervikalbereich war mit 15% am zweithäufigsten betroffen, die wenigsten Meningeome (2,5%) fanden sich im Lumbosakralbereich. Die Häufigkeit des Tumorvorkommens im Verhältnis zur Segmenthöhe zeigt Abb. 1.

Operationen

Die Art des operativen Vorgehens hinsichtlich der Dringlichkeit der Operation bzw. des operativen Zuganges war abhängig vom klinischen Befund, dem Ergebnis der Myelographie, der Lokalisation und Ausdehnung des Tumors. So wurden auch im vorliegenden Krankengut Fälle mit akuter und progredienter klinischer Symptomatik notfallmäßig operiert, während Kranke mit lang andauernder stationärer oder wenig progredienter Symptomatik erst nach entsprechender Vorbereitung einer

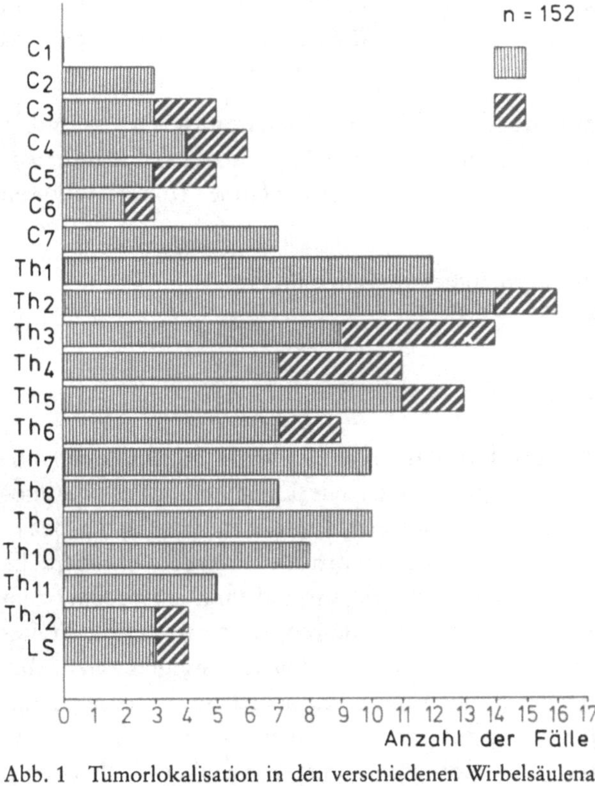

Abb. 1 Tumorlokalisation in den verschiedenen Wirbelsäulenabschnitten

geplanten Operation unterzogen wurden. Das Ausmaß des chirurgischen Zuganges hing ab von der Lokalisation und der Ausdehnung des Tumors; in fast allen Fällen wurde eine klassische Laminektomie über mehrere Segmente durchgeführt. Bei einem einzigen Fall einer Patientin mit zweitem Tumorrezidiv im Sinne eines Meningeom en plaque mit ventrolateraler Ausbreitung wurde die Durchführung einer Costotransversektomie notwendig. Im Großteil der Fälle ergab sich intraoperativ die Notwendigkeit einer Durarekonstruktion mit Lyodura. In zahlreichen Fällen wurde unter Zuhilfenahme des Operationsmikroskopes mikrochirurgisch operiert.

Histologie

Die Tumoren wurden histologisch eingeteilt in folgende Typen: Endotheliomatös, fibroplastisch, psammomatös, angioplastisch sowie maligne. Insgesamt überwog hier der endotheliomatöse Typ (40%), knapp gefolgt vom psammomatösen Meningeom (36,3%). Die übrigen Meningeomtypen folgten mit jeweils weniger als 10%. Bezogen auf die topographische Lage des Tumors im Wirbelkanal ergaben sich hiervon abweichend jedoch andere Verteilungen der histologischen Typen: So überwog im Zervikalbereich das endotheliomatöse Meningeom gegenüber dem psammomatösen um mehr als das Doppelte, während diese beiden Typen im Thorakalbereich gleich häufig auftraten.

5 Tumoren der vorliegenden Serie wurden pathologisch-anatomisch als gemischt klassifiziert: 2 Tumoren als endotheliomatös-fibromatös, 2 als endotheliomatös-psammomatös und einer als fibromatös-psammomatös. Diese Tumoren waren ausnahmslos thorakal lokalisiert.

Nur in 2 von 80 Fällen fand sich ein malignes Meningeom.

Komplikationen

Bei 9 Patienten (11,3%) unserer Kasuistik traten postoperative Komplikationen auf. Neben allgemeinen postoperativen Komplikationen wie Lungenembolie, Pneumonie, Dekubitalulzera etc. traten auch Komplikationen auf, die in spezifischer Beziehung zur Krankheit bzw. zur Lokalisation des operativen Eingriffes standen. Es handelte sich hierbei bei 2 Patienten um eine Arachnitis spinalis mit entsprechendem Schmerzsyndrom. Einer dieser beiden Patienten wurde reoperiert, wobei die Freilegung im Operationsgebiet entsprechende arachnitische Verwachsungen zeigte. Bei diesem Patienten wurde aufgrund der ausgeprägten Schmerzen später eine perkutane Chordotomie notwendig. Bei den 2 restlichen Patienten mit krankheits- bzw. lokalisationsspezifischen postoperativen Komplikationen handelte es sich einmal um eine Spontanfraktur des 7. Halswirbelkörpers, die konservativ behandelt wurde; bei dem anderen mußte aufgrund einer postoperativ progredienten Paraparese eine erneute Freilegung des OP-Gebietes durchgeführt werden, wobei ein epidurales oder intradurales Hämatom oder eine Markschwellung ausgeschlossen werden konnten. Es mußte demnach der Verschluß einer die Medulla spinalis versorgenden Arterie angenommen werden. 3 der zuletzt genannten 4 Patienten zeigten postoperativ eine Zunahme der neurologischen Ausfallssymptomatik, während die Patientin mit der spontanen HWK-7-Fraktur eine Rückbildung der neurologischen Symptome bot. Es sei zudem angemerkt, daß alle 4 Patienten mit krankheits- bzw. ortsspezifischen Komplikationen an Meningeomen vom endotheliomatösen Typ erkrankt waren.

Rezidive

Bei 7 Patienten (entsprechend 8,8%) trat ein Rezidiv auf. Bei 6 dieser Patienten traten wiederum klinische Symptome auf, die letztendlich zur Diagnose und operativen Therapie des Rezidivtumors führten. Ein Patient war 7 Monate nach der Operation verstorben (es handelte sich um ein malignes Meningeom). Bei der Obduktion wurde ein lokales Tumorrezidiv festgestellt. Der klinische Verlauf nach der Rezidivoperation war bei 3 Patienten durch eine Konstanz der klinischen Symptomatik gekennzeichnet; 3 Patienten verstarben, 2 davon an allgemeinen postoperativen Komplikationen, ein Patient 12 Tage postoperativ an einem autoptisch gesicherten intrakraniellen, subduralen Hämatom links unklarer Genese. Bei den Rezidivtumoren handelte es sich, abgesehen von dem o. a. malignen Meningeom in 3 Fällen um den psammomatösen und in 3 Fällen um den endotheliomatösen Typ. Die Zeitdauer zwischen der ersten und zweiten Operation betrug bei den Patienten mit den benignen Meningeomen zwischen 2 und 15 Jahren.

Letalität

7 der untersuchten Patienten (entsprechend 8,8%) verstarben; der zeitliche Abstand zur Operation betrug dabei zwischen 12 Tagen und 7 Monaten. Die Todesursache war in den meisten Fällen eine allgemeine postoperative Komplikation wie Kreislaufversagen, Lungenembolie oder Pneumonie. Ein Patient verstarb, wie bereits erwähnt, an einem autoptisch gesicherten, intrakraniellen, subduralen Hämatom unklarer Ursache.

Behandlungserfolg

Die Erfolge der operativen Meningeombehandlung wurden folgendermaßen kategorisiert: Zunahme der Symptome, Konstanz der Symptome, deutliche Besserung, vollständige Besserung. Diese Gruppen wurden danach in Beziehung zum Lebensalter der Patienten, zur Anamnesedauer sowie zur Ausdehnung des Tumors gesetzt. Insgesamt fand sich eine Zunahme der Symptome in 5%, eine Konstanz in 3,8%; eine deutliche Besserung wurde in 76,3%, eine vollständige Besserung in 5% beschrieben. Bei den verbleibenden 10% der Patienten können aufgrund der ausgewerteten Unterlagen keine Angaben hinsichtlich des Behandlungserfolges gemacht werden. Eine klare Korrelation zwischen Lebensalter der Patienten und Behandlungserfolg ist in dem von uns untersuchten Krankengut nicht zu eruieren. Dies hängt teilweise damit zusammen, daß den extremen Altersgruppen (20–29, 30–39 und 80–90 Jahre) nur jeweils ein oder zwei Patienten angehören, was eine statistisch verwertbare Aussage nicht zuläßt. Innerhalb der Gruppe der 50–59jährigen bzw. 60–69jährigen entsprach die Häufigkeit der deutlichen Besserung ziemlich genau dem entsprechenden Prozentsatz im Gesamtkollektiv. Ähnliches gilt für die Beziehung zwischen der Anamnesedauer und der Entwicklung der postoperativen neurologischen Symptomatik. Auch hier findet sich sowohl bei einer Anamnesedauer von unter einem Jahr als auch über drei Jahren in annähernd drei Viertel der Fälle eine deutliche Besserung der Symptomatik, was wiederum gut mit dem entsprechenden Prozentsatz im Gesamtkollektiv übereinstimmt. Desgleichen schien die Ausdehnung des Tumors über 1, 2, 3 oder mehr Segmente keinen erkennbaren Einfluß auf den postoperativen Verlauf zu haben. So konnte bei 21 von insgesamt 28 Patienten (entsprechend 75%) mit einer Tumorausdehnung nur über 1 Segment postoperativ eine deutliche Besserung beobachtet werden, während dieser Prozentsatz bei einer Ausdehnung über 2 Segmente (26 von 32 Patienten entsprechend 81,3%) bzw. einer Ausdehnung über 3 Segmente (11 von 14 Patienten entsprechend 78,6%) sogar noch etwas überschritten wurde.

Diskussion und Zusammenfassung

Die spinalen Meningeome machen nach einer Zusammenstellung von Nittner [1984] ca. 22% aller im Spinalkanal vorkommenden Tumoren aus. Die Geschlechtsverteilung dieser Tumoren zeigt in verschiedenen Zusammenstellungen der Weltliteratur [1, 3, 8, 9, 12, 13, 16] erhebliche Schwankungen; eine deutliche Bevorzugung des weiblichen Geschlechts wird jedoch durchgehend beschrieben und findet sich auch in dem von uns untersuchten Krankengut.

In Übereinstimmung mit anderen größeren Serien (s. o.) stehen auch in unserer Kasuistik motorische Ausfälle ganz im Vordergrund der klinischen Symptomatik, knapp gefolgt von sensiblen Störungen (jeweils in über 90% der Fälle). Diese neurologischen Defizite imponieren großenteils als akutes oder langsam progredientes inkomplettes Querschnittsyndrom. Dem gegenüber fanden sich in dem von uns untersuchten Krankengut nur in knapp der Hälfte der Fälle vegetative Störungen oder radikuläre Schmerzen.

Hinsichtlich der Höhenlokalisation der Meningeome bestätigte sich auch in unserem Krankengut die eindeutige Bevorzugung der thorakalen Wirbelsäulenabschnitte gefolgt vom Zervikal- und Lumbosakralbereich, was mit diesbezüglichen Untersuchungen anderer Autoren gut übereinstimmt [12]. Bezüglich der Lage der Tumoren im Wirbelsäulenquerschnitt ist erwähnenswert, daß extradural gelegene Meningeome, über die auch in der Weltliteratur seltener berichtet wird [5, 10, 15], in unserer Serie nicht vorkamen.

Die histologischen Typen des endotheliomatösen und psammomatösen Meningeoms waren mit Abstand am häufigsten vertreten. Abgesehen von der Tatsache, daß die 4 Patienten mit krankheits- bzw. ortsspezifischen Komplikationen in unserem Krankengut alle ein Meningeom vom endotheliomatösen Typ hatten, ließ sich ein Zusammenhang zwischen histologischem Typus und klinischem Bild nicht erkennen.

Rund drei Viertel der von uns in den letzten 31 Jahren an einem spinalen Meningeom operierten Patienten zeigte postoperativ eine deutliche subjektive und objektive Besserung; hierbei schienen jedenfalls in dem von uns untersuchten Krankengut von 80 Patienten weder die Anamnesedauer, noch das Lebensalter, noch die Ausdehnung der Tumoren einen erkennbaren Einfluß auf die Prognose zu haben. Dagegen zeigte sich bei den an einem Tumorrezidiv reoperierten Patienten im postoperativen Verlauf eine Konstanz oder Zunahme der neurologischen Symptomatik.

Postoperative allgemeine und krankheitsspezifische Komplikationen traten in rund 11% auf, die Letalität betrug knapp 9%.

Insgesamt kann die Prognose der spinalen Meningeome als relativ günstig gewertet werden; es bleibt jedoch zu hoffen, daß mit der weiteren Verbreitung neuerer und neuester bildgebender radiologischer Verfahren und deren sinnvollem und gezielten Einsatz bei entsprechendem klinischen Verdacht die Diagnose eines intraspinalen Tumors frühzeitig gestellt, eine gezielte Therapie rechtzeitig geplant und dadurch die Prognose weiter verbessert werden kann.

Literatur

[1] Arseni, C., S. Ionesco: Les Compressions Medullaires dues à des Tumeurs Intrarachidiennes. Etude Clinicostatistique de 362 ca. J. Chir. (Paris) **75** (1958) 582.

[2] Bret, P., J. Lecuire, C. Lapras, et al.: Les Meningiomes Intra-Rachidiens. Reflexions à Propos d'une Serie de 60 Observations. Neurochirurgie **22**, (1) (1976) 5–22.

[3] Brown, M. H.: Intraspinal Meningiomas. Arch. Neurol. Psychiat. (Chir.) **47** (1942) 271.

[4] Buchheit, W. A., M. Scott: Surgery of the Spinal Cord and Column. Prog. Neurol. Psychiatry **26** (1974) 385–394.

[5] Calogero, J. A., J. Mossy: Extradural Spinal Meningiomas. Report of four Cases. J. Neurosurg., **37** (4) (1973) 442–447.

[6] Fearnside, M. R., C. B. Adams: Tumours of the Cauda Equina. J. Neurol. Neurosurg. Psych., **41** (1) (1978) 24–31.
[7] Grieser, C.: Spinale Meningeome. Klinischer Verlauf, Diagnostik und Therapie. Diss. Mainz 1980.
[8] Horcajada, J., S. Salah: Zur Klinik und Therapie der spinalen Meningeome. Erfahrungen mit 83 Fällen. Acta Neurochir. (Wien), **28** (4) (1974) 291–304.
[9] Hossmann, K. A., K. J. Zülch: Die spinalen psammomatösen Meningeome der Frau. Neurochirurgia (Stuttg.), **9** (3) (1966) 106–113.
[10] Kumar, S., C. K. Ramachandran, K. M. Tilak, et al.: Extradural spinal meningioma arising from a nerve root. Case report. J. Neurosurg. **52** (1980) 728–729.
[11] Nakagawa, H., Y. P. Huang, L. I. Malis, et al.: Computed Tomography of Intraspinal and Paraspinal Neoplasms. J. Comput. Assist. Tomography., **1** (4) (1977) 377–390.
[12] Nittner, K.: Tumoren des Rückenmarkes und der Wirbelsäule. In: H. Dietz, W. Umbach, R. Wüllenweber (Hrsg.): Klinische Neurochirurgie **2** (1984) 165–210.
[13] Oddsson, B.: Spinal Meningioma. Kopenhagen: Einar Munskgaard 1947.
[14] Sartor, K.: Selektive spinale Arteriographie bei vertebralen und paravertebralen Krankheitsprozessen. Roefo, **128** (3) (1978) 346–353.
[15] Stern, J., M. A. Whelan, J. W. Correll: Spinal Extradural Meningiomas. Surg. Neurol. **14** (1980) 155–159.
[16] Tönnis-Becker: Zit. K. Nittner: Raumbeengende Prozesse im Spinalkanal. In: K. Nittner, W. Bartsch: Handbuch der Neurochirurgie 7, 31, 1972, Teil 2.

Intraspinale und paravertebrale Raumforderungen im Kindesalter

M. Schwarz, M. Henn, D. Voth, U. Eichler

Einleitung

In den Jahren 1955 bis 1985 wurden in der neurochirurgischen Universitäts-Klinik Mainz 55 Kinder mit intraspinalen und paravertebralen Raumforderungen operativ behandelt. Betrachten wir die Geschlechtsverteilung, so finden wir 24 weibliche und 31 männliche Patienten (Tabellen 1, 2). Auffällig ist die große Diskrepanz der Anamnesedauer, also vom Auftreten der Erstsymptome bis zur Diagnosestellung. Sie beträgt von 8 Stunden (Metastase eines Ewing-Sarkoms der Beckenschaufel) bis zu 7 Jahren (Neurofibrom). Hierbei muß unzweifelhaft die große Anzahl der Fehldiagnosen herangezogen werden, die oft zu einer beachtlichen Verzögerung im Hinblick auf eine gezielte Diagnostik geführt haben (Tab. 3).

Die Auswertung unseres Krankengutes belegt in Übereinstimmung mit anderen Untersuchungen, daß bestimmte anamnestische Hinweise differentialdiagnostisch an eine intraspinale Raumforderung denken lassen, wie aus Tab. 4 ersichtlich.

Tabelle 1 Intramedulläre Raumforderungen bezogen auf die Lokalisation und die Histologie. Intradurale, extramedulläre Raumforderungen bezogen ebenfalls auf Lokalisation und Histologie

Histologie	*Lokalisation* Cervical	Cervico-Thoracal	Thoracal	Thoraco Lumbal	Lumbal	Lumbo Sacral	Sacral	N gesamt
Astrocytome	1	4	3					8
Ependymome		2			1	1		4
Medulloblastom-Metastase	1							1
			Intradurale, extramedulläre Raumforderungen					
Neurinome			1					1
Neurofibrome		1			1			2
AV-Angiom			1		1			2
Zystenbildung		1			1			2
Arachnitis Entzündl. Genese	1		2		1			4

Tabelle 2 Extradurale Raumforderung

	Cervical	Cervico-Thoracal	Thoracal	Thoraco-Lumbal	Lumbal	Lumbo-Sacral	Sacral	N = 27
Sarkome			4			1	2	7
Chondrome			1					1
Aneurysmatische Knochenzysten							1	1
Neuroblastome	1		1	3		1		6
Neurofibrome	1							1
Epid. Abszess	1		1	2				4
Zyste	1							1
Lipom						1	2	3
Hämangiom Kap.-Kav.					1			1
Ganglioneurom			1					1
Riesenzell-fibrom	1							1

(In 4 Fällen war der histologische Befund unklar)

Tabelle 3 Einweisungsdiagnosen N = 15 (27%)

Beispiele

- Erkrankungen aus dem orthopädischen Formenkreis
  - Hüftleiden
  - Primäre Skoliose
  - „Klumpfuß“

- Erkrankungen aus dem neurologischen Formenkreis
  - Polyradiculitis
  - Muskelatrophien vom Beckentyp
  - Meningitis
  - MS

- Psychogene Lähmungen
- Anorexie
- Erkrankungen der Abdominalchirurgie
  - Appendizitis

Wenig Probleme ergeben sich bei größeren Kindern mit deutlichen neurologischen Ausfällen im Sinne eines sensomotorischen Querschnittsyndroms. Von 55 Kindern wurden uns 9 mit komplettem Querschnittsyndrom vorgestellt. In diesen Fällen war das weitere diagnostische Vorgehen und die operative Behandlung bereits vorgegeben. In den übrigen Fällen bestanden vorwiegend motorische Ausfälle, Blasen- und Mastdarmentleerungsstörungen, begleitet von mehr oder minder deutlich ausgeprägten Sensibilitätsstörungen (Tab. 5).

Tabelle 4 Anamnestische Hinweise für intraspinale Raumforderungen

Motorische Ausfälle – Entwicklungsstillstand (nicht krabbeln) – Ausbleiben des Stehen- und Laufenlernens – Stolpern, Hinken – Progrediente Ermüdung beim Laufen oder Treppensteigen
Schmerzen – Lokal (LWS, BWS, HWS) – Radikulär (Lumboischialgie) – Leibschmerzen, gürtelförmige Schmerzen
Blasen- und Mastdarmstörungen Schmerzbedingte Fehlhaltungen Wirbelsäulendeformitäten bei langsam wachsenden Prozessen (Hyperlordosierung) Parästhesien

Tabelle 5 Neurologische Symptome

Motorische Störungen mit Reflexdifferenzen

gesteigerte MER ← → abgeschwächte MER

Schmerzen im Bereich der Wirbelsäule

lokal ← → diffus

radikuläre Schmerzen

Blasen-Mastdarmentleerungsstörungen

sensible Ausfälle

Haltungsanomalien der Wirbelsäule

spinale Ataxie (insbesondere Kleinkinder)

Leibschmerzen

meningeale Reizerscheinungen

Diagnostische Verfahren

Die Seltenheit von intraspinalen Prozessen im Kindesalter macht es verständlich, daß häufig vom Auftreten der ersten uncharakteristischen Symptome bis zur Diagnosestellung erhebliche zeitliche Latenzen liegen. Bei allen von uns betreuten Kindern wurden Nativaufnahmen der Wirbelsäule durchgeführt. Sie sind von Bedeutung insbesondere bei primären oder sekundären Wirbelsäulengeschwülsten. Die Tomographie kann bei Knochenprozessen wichtige Informationen über Ausmaß und Ausdehnung des Prozesses liefern. Bei Säuglingen und Kleinkindern mit angeborenen intramedullären Prozessen findet sich im a.-p.-Röntgenbild der Wirbelsäule eine Verschmälerung und mediale Abplattung der Bogenwurzeln auf einer oder beiden Seiten des Spinalkanals in Tumorhöhe. Der Interpedunkularabstand kann in diesen Fällen fast immer vergrößert sein im Vergleich zu den benachbarten Bögen (Abb. 1 a, b). Bei chronischer intraspinaler Druckerhöhung kann im seitlichen Röntgenbild der Wirbelsäule eine dorsale Eindellung der Wirbelkörper beobachtet werden. Bei Prozessen, die von der Nervenwurzel im Sinne eines Neurinoms oder Neurofibroms als Sanduhrgeschwulst wachsen, wird in nahezu allen Fällen eine Erweiterung des Foramen intervertebrale im korrespondierenden Segment vorgefunden. Hierbei sollte auf paravertebrale Weichteilschatten geachtet werden.

Die *Myelographie* mit wasserlöslichen, jodhaltigen Kontrastmitteln ist nach wie vor die wichtigste diagnostische Maßnahme. In Abhängigkeit von der klinischen Dringlichkeit kann sie zu jedem Zeitpunkt durchgeführt werden. In unserem Krankengut wurde die Myelographie in 35 Fällen durchgeführt, die Kinder wurden entweder in

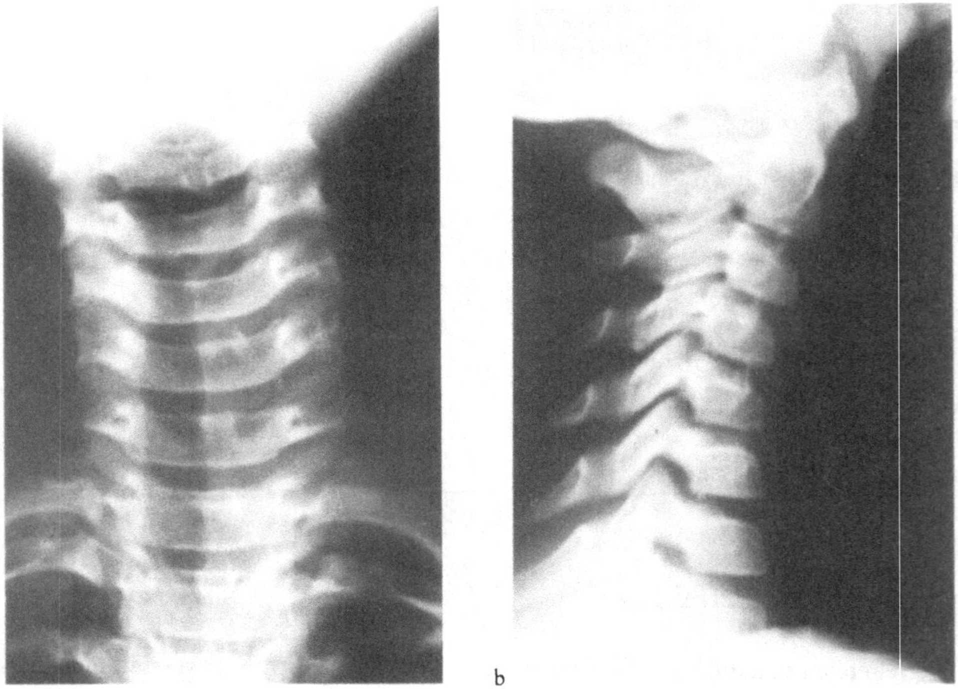

a b

Abb. 1 a), b) Röntgennativaufnahmen der HWS in 2 Ebenen bei intramedullärem Tumor im Cervikalmark.

Allgemeinnarkose oder Sedierung myelographiert. In der Regel läßt sich die Höhenausdehnung der Geschwulst festlegen, so daß eine gezielte operative Freilegung ermöglicht wird (Abbildungen 2 a, b, 3 a, b).

Computer-Tomographie

Bei primären oder sekundären Wirbelsäulentumoren mit Beteiligung des Spinalkanals ist die computer-tomographische Untersuchung des betroffenen Wirbelbäulenabschnittes von Bedeutung. Die CT zeigt das Ausmaß der Knochenzerstörung und vor allem die Ausdehnung der Geschwulst gegen den Spinalkanal und zur Paraverte-

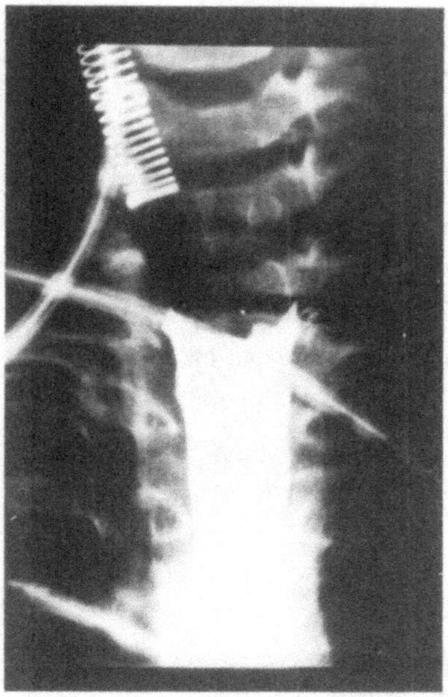

a

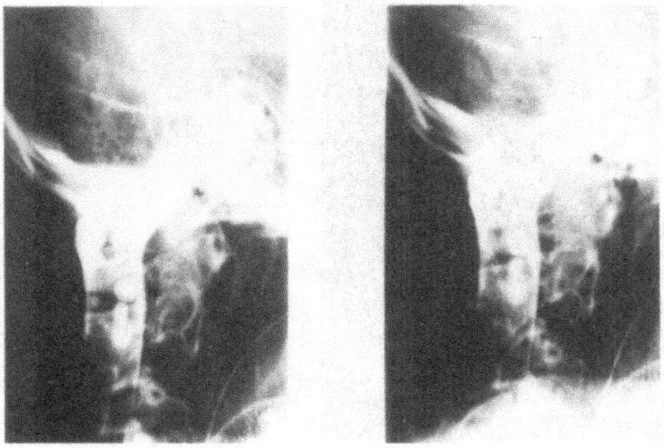

b

Abb. 2 a), b) Myelographischer Befund bei cervikalem intramedullären Tumor.

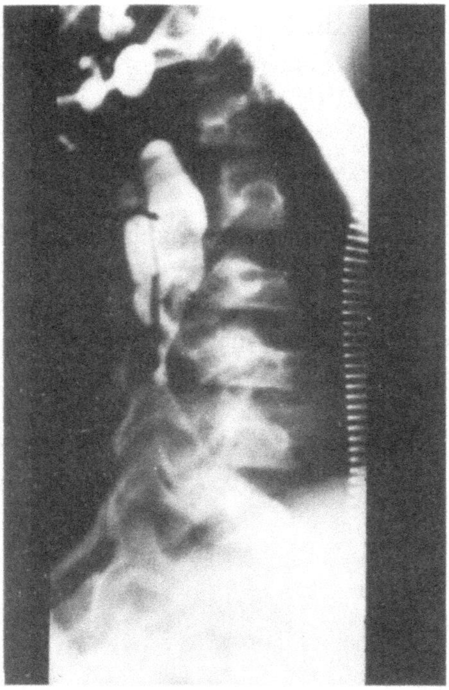

a

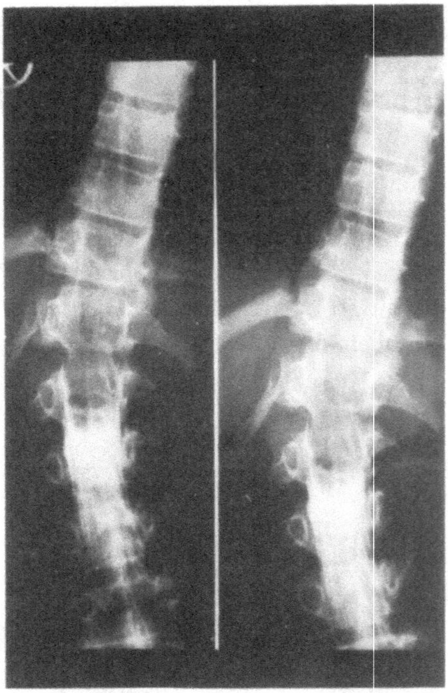

b

Abb. 3 a), b) Myelographischer Befund bei ausgedehntem Ependymom C 3/4 bis L2.

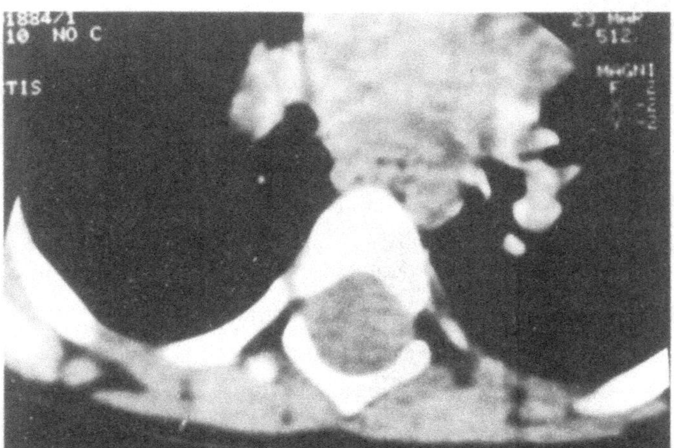

Abb. 4 CT-Befund bei einem ausgedehnten intramedullären Astrozytom eines 2½jährigen Jungen.

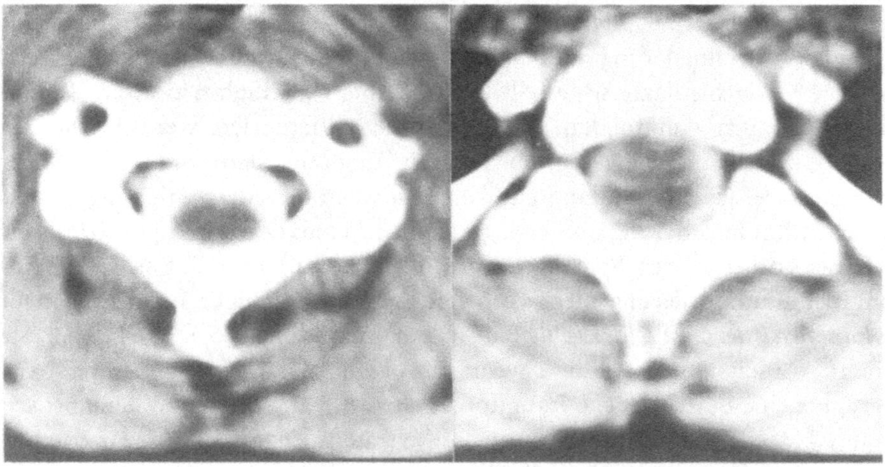

a b

Abb. 5 a), b) CAM-Befund bei intramedullärem Tumor im cervikothorakalen Bereich.

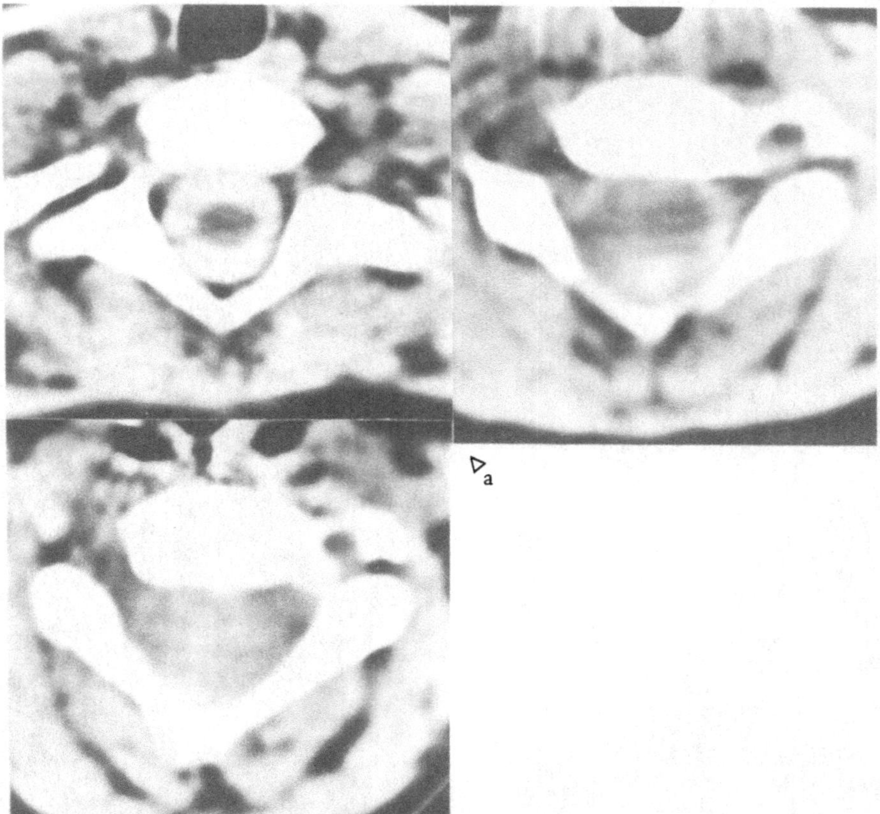

c

a

b

Abb. 6 a), b), c) CAM-Befund bei intra- und extramedullärer Raumforderung (Metastase eines Medulloblastoms).

bralregion hin. Bei intramedullären Tumoren kann lediglich durch die parallel damit einhergehende Verschmälerung des Subarachnoidalraumes und des epiduralen Fettgewebes eine Verdachtsdiagnose gestellt werden (Abb. 4). Lediglich zystische Raumforderungen können von soliden Tumoren besser differenziert werden. Die das Rückenmark komprimierenden extramedullären Tumoren (Neurinom, Meningeom, Abtropfmetastase) lassen sich dann gut isolieren, wenn ihr Volumen gering ist und sich zwischen Raumforderung und verlagertem Rückenmark noch Liquor bzw. Fett befindet. Bei größeren, den Spinalkanal ausfüllenden Tumoren läßt sich eine Abgrenzung der Raumforderung nicht vornehmen. Eine zusätzliche Ergänzung stellt die *computerassistierte Myelographie* (CAM) dar (Abbildungen 5 a, b, 6 a, b, c). Sie sollte dann vorgenommen werden, wenn sowohl nach klinischem Befund bzw. Myelographie eine umschriebene Raumforderung vorliegt. Differentialdiagnostisch kann ggbf. zwischen einer intraduralen und extraduralen Raumforderung unterschieden werden. Die dabei notwendigen Kontrastmittelmengen sind relativ gering. Die Untersuchung läßt sich nach erfolgter Myelographie als Zusatzdiagnostik noch 4–8 Stunden später anschließen.

b

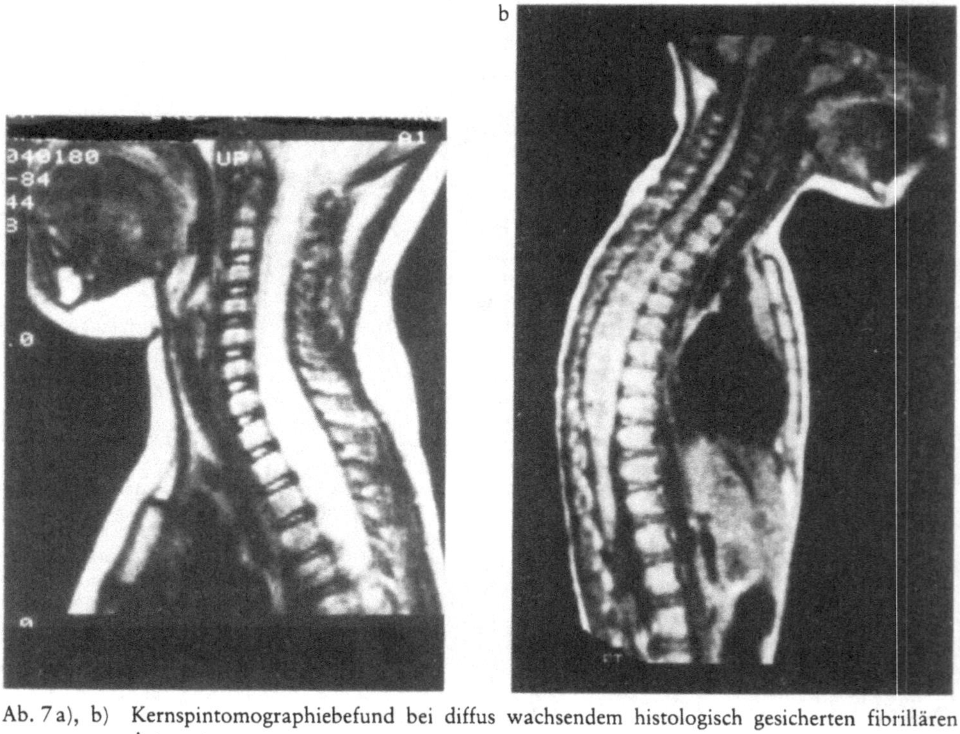

a

Ab. 7 a), b) Kernspintomographiebefund bei diffus wachsendem histologisch gesicherten fibrillären Astrozytom.

Kernspintomographie

Durch die Kernspintomographie als neuestem Verfahren ist es möglich, den Duraschlauch mit seinem Inhalt ohne Kontrastmittel von den umgebenden Strukturen exakt zu differenzieren. Durch spezielle Aufnahmetechnik können Intra- und Extraduralraum und Rückenmark unterschieden werden. Dies ist von Bedeutung bei großen intramedullären Prozessen mit diffusem Wachstum (Abb. 7a, b).

Operative Behandlung

Die Lage des raumfordernden Prozesses in bezug auf das Rückenmark und die Wirbelsäule ist oft ausschlaggebend für die Wahl des operativen Zuganges (Tab. 6). Rein intraspinal gelegene Prozesse werden durch Laminektomie freigelegt, bei intramedullären Tumoren muß die Präparation und Exstirpation unter Verwendung des Operationsmikroskopes erfolgen. Die Operationstechnik unterscheidet sich im wesentlichen nicht vom operativen Vorgehen beim Erwachsenen. Besondere Aufmerksamkeit gilt dem intraoperativen Blutverlust bei Säuglingen und Kleinkindern.

Die Laminotomie ist dann angezeigt, wenn im Zervikalbereich bzw. über den zervikothorakalen Übergang hinaus mehr als 2½ bis 3 Bögen reseziert werden müssen, um die Tumorexstirpation vornehmen zu können. Die en bloque entfernten Bögen können mit Knochenfäden bzw. Drahtcerclagen wieder an den Bogenwurzeln fixiert werden (Laminotomie), eine zusätzliche Freilegung der Gelenke mit Versteifung durch schmale, zuvor aus dem Beckenkamm entnommene Knochenspäne ist im Kindesalter nicht erforderlich (Abb. 8a, b). Postoperativ ist eine passagere Ruhigstellung durch Lagerung (Gipsschale bzw. Halskrawatte, später Korsett bzw. Halskragen) erforderlich. Bei extremer Ausdehnung intramedullärer Tumoren kann die Exstirpation nach Laminotomie in einer ein- oder zweizeitigen Operation erfolgen. Um in der späteren Folgezeit einer Kyphose vorzubeugen, ist als zusätzliche Maßnahme zur Stabilisierung eine posterolaterale Spondylodese in Verbindung mit einer dorsalen Instrumentation angezeigt.

Bei primären oder sekundären Wirbelsäulentumoren mit ausgedehntem paravertebralen Tumorwachstum sollte die Entfernung durch transthorakalen Zugang erfol-

Tabelle 6 Operative Behandlung

1. Laminektomie	49
2. Laminotomie	1
3. Thorakotomie	1
4. Laminektomie und Costotransversektomie	1
5. Costotransversektomie	1
(in 2 Fällen wurde keine OP mehr durchgeführt)	

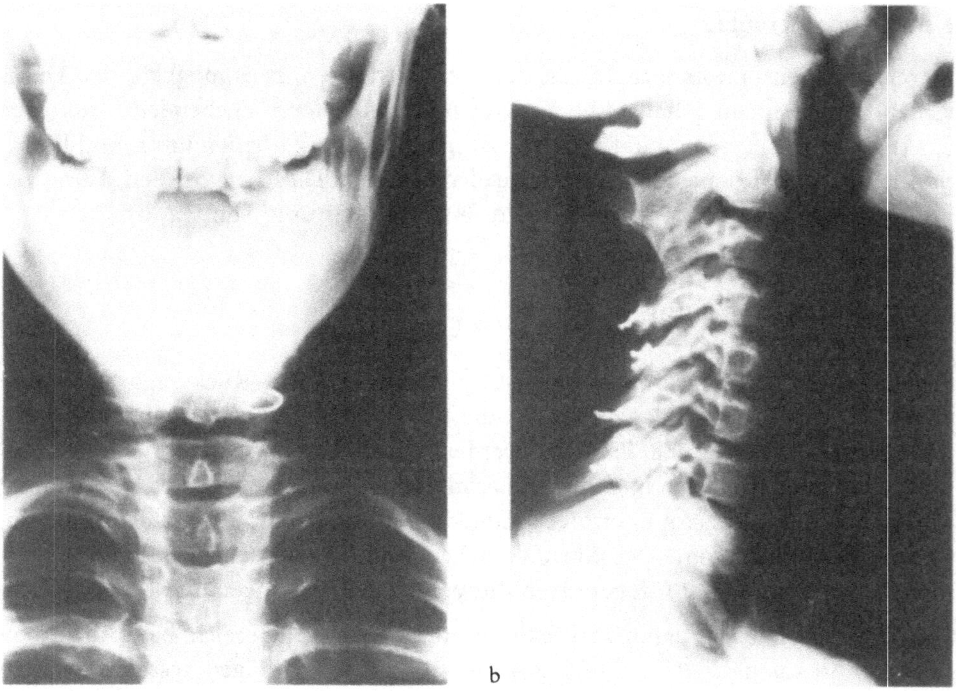

a b

Abb. 8 a), b) Röntgennativaufnahme der HWS in 2 Ebenen nach Laminotomie.

gen, insbesondere dann, wenn ein Wirbelkörperersatz und die Wirbelsäulenstabilisierung angestrebt werden.

Sanduhrgeschwülste mit überwiegend intraspinalem Wachstum können durch Laminektomie bzw. Hemilaminektomie in Kombination mit einer Costotransversektomie in der Regel total entfernt werden. Stabilisierende Maßnahmen sind in der Folgezeit nicht erforderlich.

Postoperative Therapie

In Abhängigkeit der histologischen Befunde ergab sich die Notwendigkeit einer postoperativen Nachbestrahlung und/oder Zytostatikatherapie.

Zusammenfassung

Von 1955 bis 1985 wurden 55 Kinder mit intraspinalen und paravertebralen raumfordernden Prozessen operativ behandelt. Es handelte sich dabei um 13 intramedulläre Prozesse, 11 intraspinale extramedulläre Prozesse und 27 extradurale, teils intra- teils extraspinal wachsende Raumforderungen. So fand sich bei der neurologischen Untersuchung als Minimalbefund für ein einseitiges radikuläres, therapieresistentes Schmerzsyndrom ein paravertebral gelegenes Ganglioneurom, im Gegensatz dazu standen 9 komplette Querschnittsyndrome. Eine Myelographie wurde in 35 Fällen zum Nachweis und zur Abgrenzung der intraspinalen Raumforderung durchgeführt, sie ist nach unseren Erfahrungen die wichtigste diagnostische Maßnahme mit der zuverlässigsten Aussagekraft. Bei intraspinalen Prozessen mit paravertebraler Ausdehnung oder primären oder sekundären Wirbelsäulentumoren mit Beteiligung des Spinalkanales ist die Computer-Tomographie bedeutsam, insbesondere für die Wahl des operativen Zuganges. Bei intramedullären Tumoren sollte zur Höhenausdehnung auf eine Kernspintomographie in keinem Fall verzichtet werden. Auf das operative Vorgehen wurde ausführlich eingegangen.

Literatur

[1] Arseni, C., D. C. Samitca: Primary intraspinal tumours in children and adolescents. J. Neurosurg. 40 (1974) 631–638
[2] Bushe, K. A., P. Glees: Chirurgie des Gehirns und Rückenmarks im Kindes- und Jugendalter. Hippokrates, Stuttgart 1968.
[3] Friedmann, G., E. Bücheler, P. Thurn: Ganzkörpercomputertomographie. Thieme, Stuttgart/New York 1981.
[4] Gerlach, J. G., H. Jensen, W. Koos, et al.: Pädiatrische Neurochirurgie. Thieme, Stuttgart 1967.
[5] Matson, D. D., M. O. Tachdjian: Intraspinal tumours in infants and children. Review of 115 cases. Post grad. Med. 34 (1963) 279–285.
[6] Milhorat, T. H.: Paediatric Neurosurgery. Philadelphia. F. A. Davis, 1978.
[7] Raimondi, A. J., F. A. Gutierrez, C. Rocco: Laminotomy and total reconstruction of the posterior spinal arch for spinal canal surgery in childhood. J. Neurosurg. 45 (1976) 555.
[8] Till, K.: Paediatric Neurosurgery. Blackwell Scientific Publications, 1975.
[9] Thurn, P. G. Friedmann: Computertomographie der Wirbelsäule und des Spinalkanals. Enke, Stuttgart 1983.
[10] Wegner, O. H.: Ganzkörper-Computertomographie. Schering, 1981.
[11] Zeitler, E.: Kernspintomographie. Deutscher Ärzteverlag 1984.

Intrakranielle Angiome (Erfahrungen an 159 Fällen)

W. Kahl, M. Schwarz, K. Dei-Anang, P. Klawki

Angaben zum Krankengut

In den Jahren von 1955 bis 1982 wurden an der Neurochirurgischen Universitätsklinik Mainz 159 Patienten mit als operabel erachteten intrakraniellen Angiomen gesehen.

Geschlechterverhältnis: 91 männlichen Patienten standen 68 weibliche Patienten gegenüber. Das Verhältnis zeigt also ein leichtes Überwiegen der Männer (1,34:1).

Altersverteilung: Zum Zeitpunkt der Operation standen die meisten Kranken in der 2. Lebensdekade (Tab. 1).

Lokalisation: Diese geht aus Tab. 2 hervor.

Insgesamt fanden sich 79 Mißbildungen rechtsseitig und 73 linksseitig lokalisiert. 7 Angiome waren bilateral angelegt, wobei es sich in 6 den Gruppen B und C zuzuordnenden Fällen um echte „midline angiomas" mit bilateraler arterieller Versorgung handelte.

Arterielle Zuflüsse: Von den 140 Mißbildungen der Lokalisationsgruppen A und B hatten 58 Anschluß an die A.cerebri anterior und 95 an die A.cerebri media (Internastromgebiet), während für 35 eine Blutzufuhr aus dem vertebrobasilären System (über die A.cerebri posterior oder die A.chorioidalis posterior) nachgewiesen werden konnte. Bei Mißbildungen mit subkortikaler Ausdehnung war die vordere

Tabelle 1 Alter der Patienten zum Operationszeitpunkt

Alter in *vollendeten* Jahren	Patientenzahl Männer	Frauen	total
– 9	3	4	7
10–19	23	22	45
20–29	19	8	27
30–39	25	10	35
40–49	13	17	30
50–59	7	4	11
60–69	1	3	4
total	91	68	159

Tabelle 2 Lokalisation von 159 intrakraniellen Angiomen

Lokalisation		Anzahl der Fälle
A. Großhirnhemisphären		
frontal		31
temporal		20
parietal		28
occipital		15
F. Sylvii		10
Zentralregion		25
	total	129
B. Balken, Stammganglien und Mittelhirn		
Balken		4
Stammganglien		5
Mittelhirn		1
Balken, Stammganglien und Mittelhirn		1
	total	11
C. Fossa posterior		
Kleinhirn		7
Hirnstamm, Medulla oblongata		2
	total	9
D. Dura, Kalotte und Weichteile		
supratentoriell		3
infratentoriell		5
supra- und infratentoriell		2
	total	10

Chorioidalarterie in 26, die hintere in 14 Fällen als zuführendes Gefäß identifizierbar, wobei 9 dieser Angiome aus beiden Chorioidalgefäßen gemeinsam versorgt wurden. Hierbei handelte es sich 6mal um große Angiome der Parietalregion, die bis an oder in den Seitenventrikel reichten und 3mal um sog. Mittelinienangiome.

Bemerkenswert erscheint, daß 8 der 129 Mißbildungen der Gruppe A weitere Zuflüsse aus der A.cerebri externa empfingen; in diesen Fällen erstreckte sich das Angiom meist auch auf die harte Hirnhaut, so daß man von einem duralkortikalen Typ sprechen konnte. Als Rarität darf dagegen ein hochparietal im Bereich der Mantelkante situiertes arteriovenöses Angiom gelten, das ausschließlich durch die Externae (über beide Aa.meningeae mediae) gefüllt wurde!

Größe der Angiome: Nach vergleichender Durchsicht der verfügbaren Angiographie-Serien und unter Zuhilfenahme der aus den Operationsberichten erhältlichen Daten ergab sich für die jeweiligen *maximalen Durchmesser* der operierten Angiome das in Tab. 3 dokumentierte Bild.

Tabelle 3 Angiomgröße (maximaler Durchmesser)

Diameter (max.) in cm	Bezeichnung	Zahl der Angiome MAINZ 1955–82	TÖNNIS 1953
≦1	sehr klein	16	
>1–2	klein	33	8
>2–4	mittelgroß	49	18
>4	groß	38	35
nicht abzugrenzen	diffus	8	11
	total	144	72

Histologie: In 129 Fällen bestätigte die mikroskopische Begutachtung der Operationspräparate das Vorliegen eines Angioms. In 30 weiteren Fällen war entweder kein Material zur histologischen Begutachtung entnommen (z. B. Ligaturoperationen) bzw. entnommenes Material nicht weitergegeben worden oder aber für eine exakte pathologisch-anatomische Klassifikation nicht ausreichend gewesen. Im Einzelnen ergab die histologische Untersuchung 114 arteriovenöse, 8 venöse, 6 kavernöse und 1 kapilläres Angiom.

Die *kavernösen Mißbildungen,* die eine spongiöse Struktur mit vielfach kommunizierenden, dünnwandigen Gefäßen aufweisen und – im Gegensatz zu den arteriovenösen Angiomen – kein Hirngewebe miteinbeziehen, bereiteten in 2 Fällen in der praeoperativen Diagnostik Schwierigkeiten; die angiographische Abgrenzung dieser Mißbildungen gegen tumoröse Gefäßveränderungen war kaum mit hinreichender Sicherheit möglich, da sich zuführende arterielle Gefäße angiographisch nicht darstellen ließen. Dieses Verhalten gilt als typisch für die kavernösen Angiome [15]. Von den als *„venös“* klassifizierten Angiomen waren alle bis auf eines angiographisch eindeutig arteriovenöser Natur, was intraoperativ bestätigt werden konnte. Man muß hier berücksichtigen, daß der Pathologe das ihm überantwortete Praeparat nur nach dem Aufbau, nicht aber der Funktion der darin enthaltenen Gefäße zu beurteilen vermag. Lediglich in Fall 1 war angiographisch kontralateral zum Angiomsitz ein infraclinoidales Aneurysma der Carotis interna nachzuweisen.

Katamnesen: Bei 126 von 143 Patienten, die die Klinik nach abgeschlossener Behandlung verließen, waren katamnestische Erhebungen möglich, wobei wir allerdings in 20 Fällen keine eigene Nachuntersuchung durchführen konnten und hier auf Mitteilungen nachbehandelnder Ärzte angewiesen waren. Auf diese Weise gelang es, 19 Patienten über einen Zeitraum bis zu 1, 81 bis 10 und 26 bis zu 20 und mehr Jahren nach dem operativen Eingriff zu verfolgen. Die Ergebnisse sind im Abschnitt III dargestellt.

Klinik

Nicht jede angiomatöse Mißbildung verursacht klinische Symptome. In Autopsie-Serien [26] findet sich eine große Zahl kleiner Mißbildungen, meist arteriovenösen Typs, die intra vitam zu keiner Zeit Krankheitswert besaßen [15, 16]. Diesen winzigen und meist symptomlos bleibenden Mißbildungen muß die „große" Form des arteriovenösen Angioms gegenübergestellt werden, die bei der Mehrheit der in klinische Beobachtung gelangten Fälle vorliegt. Die Symptome derartiger Mißbildungen sind Blutungsereignisse (intracerebral bzw. intraventrikulär und/oder subarachnoidal), epileptische Anfälle oder Anfallsaequivalente, chronische Kopfschmerzen, Gefäßgeräusche, psychische Alterationen sowie (bei extrakranieller Ausdehnung) der Aspekt.

Die Häufigkeit der Erstsymptome im vorliegenden Krankengut gibt Tab. 4 wieder.

Blutungsereignisse sind in ihrer Symptomatik meist so eindrucksvoll, daß eine rasche diagnostische Abklärung erfolgt. „Nichtbluter" indessen haben in der Regel beträchtlich längere Anamnesen. Tab. 5 gibt die an unserem Krankengut gewonnenen Erfahrungen wieder.

Tabelle 4 Erstsymptome bei 157 Angiomträgern

Symptom/Verdachtsdiagnose	Anzahl der Fälle
Intracerebrales Haematom (ICH)	46
– als akute Hemisymptomatik in 23 Fällen	
– mit Bewußtseinsverlust in 23 Fällen	
Subarachnoidalblutung (SAB)	43
Epilepsie	34
(einschl. sog. „Anfallsaequivalente", z. B. Photopsien)	
Chronische Kopfschmerzen	21
Gefäßgeräusch	4
Psychische Veränderungen	3
Aspekt	4
Hirnnervenausfälle	2
	157

Tabelle 5 Anamnesedauer

Anamnesedauer	Bluter	Nichtbluter	total
<2 Monate	77	9	86
2 Mon.–1 Jahr	10	10	20
>1 J.–10 J.	19	19	38
>10 Jahre	10	5	15
total	116	43	159

Es muß an dieser Stelle allerdings bemerkt werden, daß seit Einführung der kraniellen Computer-Tomographie der diagnostische Verzug bei Angiomen vom sog. epileptiformen Typ erheblich abgenommen hat!

116 Angiome (d.h. 73% der hier vorgetragenen Serie) haben zu irgendeinem Zeitpunkt in der Anamnese geblutet. Da dem Blutungsereignis mitunter über längere Zeit weniger eindrucksvolle und hinsichtlich der Forderung nach diagnostischer Abklärung auch weniger stringente Symptome vorhergehen können, finden wir auch unter den Blutern 29 Fälle mit einer Anamnesedauer von mehr als 1 Jahr.

Beziehungen zwischen Angiomgröße und Blutungsbereitschaft, Typ der Blutung und Blutungszeitpunkt, „Mikroangiome"

Aus großen klinischen Serien ist bekannt, daß kleine Angiome mehrheitlich durch Blutungsereignisse auffällig werden, während große Angiome auch durch den von ihnen verursachten „cerebral steal effect" Beschwerden, insbesondere epileptische Anfälle, verursachen [13, 25, 27, 29, 32]. Dieses Verhalten konnte auch an unserem Krankengut beobachtet werden: von 49 Mißbildungen bis zu einer Größe von 2 cm bluteten bis auf 3 alle, während unter den 38 Angiomen über 4 cm immerhin die Hälfte [19] einen unblutigen Verlauf hatte!

Auch für den *Blutungstyp* ist die Größe der zugrundeliegenden Mißbildung von Bedeutung: Subarachnoidalblutungen kommen bei großen Angiomen häufiger vor, während kleine Mißbildungen bevorzugt intracerebrale Haematome verursachen!

In unserem Krankengut fanden wir bei 49 Angiomen mit einer Größe bis zu 2 cm 37 intracerebrale Haematome (76%), während von 38 über 4 cm im Durchmesser habenden Angiomen 11 (29%) ein intracerebrales Haematom erzeugten.

Als „Mikroangiome" bezeichnet man Mißbildungen, die so winzig sind, daß sie der angiographischen Darstellung häufig entgehen [20, 26]. Mitunter sind sie nur als wenige Millimeter große, traubige Kontrastmittelflecken [11] oder am Abbruch einer Arterie [33] zu erkennen.

Auch für den *Zeitpunkt der ersten Blutung* scheint die Größe eines Angioms von Belang zu sein. So konnten Henderson und Gomez [13] feststellen, daß kleine Mißbildungen meist schon im jungen Alter bluten, wohingegen dies bei großen Angiomen eher später der Fall war [29].

In unserem Krankengut haben unter den 45 Angiomen mit einem maximalen Durchmesser bis zu 2 cm, die zu irgendeinem Zeitpunkt bluteten, 35 (78%) das erste Blutungsereignis vor Vollendung des 40. Lebensjahres gehabt, während unter den 21 Mißbildungen mit einer Größe von mehr als 4 cm, die überhaupt bluteten, in der entsprechenden Zeitspanne lediglich 12 die erste Hämorrhagie hatten.

Epilepsie: Epileptische Anfälle haben vor allem Träger großer arteriovenöser Mißbildungen mit beträchtlichen Shuntvolumina [9, 10, 38].

Im Mainzer Krankengut hatten 33 Patienten (21% der hier vorgetragenen Serie) eine Vorgeschichte mit wiederkehrenden epileptischen Anfällen. Von 29 dieser Fälle standen die Angiographieserien noch zur Verfügung: wir fanden darunter 19 große und 8 mittelgroße Mißbildungen, einmal ein diffus entwickeltes Angiom und ein weiteres Mal ein kleines, parietal gelegenes Kavernom.

Mackenzie (1953) hat darauf hingewiesen, daß durch epileptische Anfälle in Erscheinung tretende Angiome vorzugsweise im Stromgebiet der A.cerebri media zu finden sind. Unter den 29 angiographisch gut dokumentierten Fällen unserer Serie konnten wir nur 3mal keinen Zufluß aus dieser Arterie erkennen.

Seltene bzw. weniger eindrucksvolle Symptome: Schon Dandy [6] beschrieb neben der plötzlich eingetretenen Hemiparese (bei Angiomblutung) eine langsam zunehmende halbseitige Schwäche, die auf Umbauvorgänge im noch nicht rupturierten Angiom zurückführte [38]. Von 43 Patienten unseres Krankengutes, die keine Blutung erlitten hatten, zeigten 10 leichte Seitenunterschiede im neurologischen Befund, während 8 bereits deutlicher ausgeprägte Paresen bzw. aphasische Störungen erkennen ließen. Von einem Fall abgesehen handelte es sich hierbei immer um große arteriovenöse Mißbildungen.

Auf das Vorkommen von *auskultierbaren Gefäßgeräuschen* legten die Pioniere der Neurochirurgie großen Wert [5]. Wir haben sie in keinem Fall sicher beobachtet.

Subjektiv litten 4 Patienten mit sog. „Duraangiomen" (Gruppe IV), die die hintere Schädelgrube diffus einnahmen und auch den knöchernen Schädel sowie die extrakraniellen Weichteile mit einbezogenen, unter pulssynchronen Geräuschen, die als sehr unangenehm empfunden wurden.

Kardiale Dekompensationserscheinungen zufolge einer langwährenden Erhöhung des Herzminutenvolumens konnten bei unseren Kranken nicht beobachtet werden [3].

Operative Behandlung und Ergebnisse

Zahl der operativen Eingriffe, Operationsverfahren: 2 Kranke verstarben vor dem geplanten Eingriff, 157 konnten operiert werden. In 143 Fällen war die Totalexstirpation der Mißbildung möglich. Bei 12 Kranken mit tiefgelegenen Angiomen im Bereich der Stammganglien und des rostralen Hirnstammes (Gruppe B) oder solchen mit diffuser extra-intrakranieller Ausbreitung (Gruppe D) erschien die Totalentfernung unmöglich, weshalb hier lediglich die zuführenden arteriellen Gefäße der Mißbildung ligiert wurden. 2 Patienten mit bilateral angelegten Angiomen des Mittelhirns bzw. der Stammganglien entwickelten einen Verschlußhydrocephalus und wurden lediglich palliativ (ventrikulo-zisternale bzw. ventrikulo-peritoneale Liquorableitung) operiert.

Operationsletalität: Von den 155 Kranken, bei denen der operative Eingriff die Ausschaltung des Angioms selbst zum Ziel hatte (Totalexstirpation oder Ligatur zuführender Gefäße) verstarben 16 in der postoperativen Phase. Dies entspricht einer Operationsletalität von 10,3%. Allgemeinen Komplikationen nach chirurgischen Maßnahmen (Lungenembolie, Pneumonie, Myokardinfarkt) erlagen hiervon 7 Patienten, während bei anderen 9 eine schwere Schädigung der zerebralen Funktion den Verlauf bestimmte. Von diesen 9 hatten sich allerdings bereits praeoperativ 6 in einem tiefkomatösen Zustand befunden, der von vornherein nur zu geringen Hoffnungen berechtigte. Auf der anderen Seite verdient Erwähnung, daß in unserer gesamten Serie 13 Patienten in einem komatösen Zustand (noch) operiert wurden und damit immerhin 7 gerettet werden konnten, die im übrigen ausgezeichnete postoperative Besserung zeigten und mehrheitlich wieder arbeitsfähig wurden!

3 Kranke, die sich praeoperativ in einem stabilen Zustand befunden hatten, kamen dagegen aus Gründen zu Tode, die als direkte Folge des neurochirurgischen Eingriffs angesehen werden müssen. In 2 dieser Fälle war es im Anschluß an die Exstirpation sehr großer Angiome der Parietalregion, die aus allen 3 Großhirnarterien gespeist wurden und über die Chorioidalgefäße weitere Zuflüsse aus der Tiefe bezogen, zu Nachblutungen und zur Einklemmung im Tentoriumschlitz gekommen. Die Exstirpation derartiger Mißbildungen wird allgemein als extrem risikoreich angesehen [27, 30]. Nach der Totalentfernung eines bilateral angelegten Angioms, das die vorderen ⅔ des Balkens einnahm, kam ein weiterer Patient zu Tode; die Sektion ergab Erweichungen im Versorgungsgebiet beider Anteriores.

Läßt man die 13 im Koma operierten Patienten außer Betracht, so ergibt sich für die verbleibenden Serie von 142 operierten Kranken eine Operationsletalität von 7,0%. Krayenbühl und Yasargil [20] geben eine Operationsletalität von 7–10% für die Exstirpation arteriovenöser Angiome als heute üblich an.

Schicksal der mit Erfolg operierten Patienten: Während 126 Patienten über einen längeren Zeitraum postoperativ katamnestisch verfolgt werden konnten (siehe Abschnitt I), ist für 11 weitere lediglich das Ergebnis bei Entlassung aus der Klinik bekannt. Somit war es bei 137 Patienten möglich, das Operationsergebnis zu beurteilen. Betrachtet man hierbei lediglich den neurologischen Status der Patienten, so zeigten sich in 105 Fällen (77%) praeoperativ bestehende Ausfallserscheinungen gebessert oder es bestanden weder vor noch nach der Operation nennenswerte Einbußen. Bei 21 Kranken (15,3%) vermochte der operative Eingriff bestehende neurologische Ausfälle nicht zu bessern, während bei 11 Patienten (8%) zusätzliche neurologische Einbußen nach der Operation auftraten.

Da wir für eine Vielzahl unserer Patienten über ausgezeichnete Katamnesen verfügen, haben wir versucht eine Bewertung der Operationsergebnisse unter Berücksichtigung weiterer, uns wichtig erscheinender Kriterien vorzunehmen. Es waren dies in erster Linie die Arbeitsfähigkeit, die berufliche und persönliche Entwicklung der Patienten nach der operativen Angiomausschaltung sowie der neurologische Befund und die Frequenz etwaiger epileptischer Anfälle.

„sehr gut" wurde ein Ergebnis genannt, das keinerlei hirnpathologische Ausfallserscheinungen (mehr) bot und mit Anfallsfreiheit, voller Arbeitsfähigkeit und subjektivem Wohlbefinden einherging.

„gut" konnte ein Resultat dann geheißen werden, wenn keine Behinderung bestand, welche die Arbeitsfähigkeit in Frage gestellt hätte. Verbleibende Defizite waren leichter Natur und wurden subjektiv gut toleriert. Epileptische Anfälle waren selten und meist gut kontrollierbar.

„zufriedenstellend" nannten wir ein Ergebnis dann, wenn zwar deutlich neurologische Ausfallserscheinungen bestehen geblieben waren, der operative Eingriff rückblickend aber dennoch als nützlich betrachtet werden konnte: die Gefahr einer weiteren Verschlechterung oder (Rezidiv)blutung bestand nicht mehr. Bei im allgemeinen geminderter Erwerbsfähigkeit konnten dank rehabilitierender Maßnahmen viele Operierte dennoch im Arbeitsleben verbleiben.

„nicht zufriedenstellend" war die postoperative Entwicklung, wenn sich das Bild weiter verschlechterte oder keinerlei Besserung einer vorbestehenden schweren Behinderung durch den Eingriff möglich gewesen war. Die Leistungsfähigkeit dieser Kranken war in allen Fällen stark eingeschränkt, trotz schwerer motorischer Behinderungen waren einige Kranke teilzeitbeschäftigt oder verrichteten leichte Hausarbeit selbst.

Im Einzelnen konnten 23 (16,8%) Ergebnisse als „sehr gut" und 78 (56,9%) als „gut" bezeichnet werden. Bei 25 (18,2%) Patienten konnte das Resultat mit „zufriedenstellend" bewertet werden, in 11 (8,0%) weiteren Fällen waren es „nicht zufriedenstellend". Tab. 6 zeigt die Ergebnisse von 137 Patienten in Abhängigkeit zur Groblokalisation, während Tab. 7 die Resultate bei Angiomen der Gruppe A (Großhirnhemisphären) nach Lappenzugehörigkeit aufschlüsselt.

Ins Auge fallen die etwas schlechteren Ergebnisse bei *Angiomen der Zentralregion.* Hierbei ist jedoch zu berücksichtigen, daß diese nach vorausgegangener Blutung schon praeoperativ schwerere neurologische Einbußen aufwiesen als die Mißbildungen der übrigen Lokalisationen (Tab. 7). Betrachtet man den neurologischen Status der Patienten mit Angiomen der Zentralregion, so wird der durch die Operation erzielte Nutzen deutlich: in 3 Fällen bestanden weder prae- noch postoperativ nennenswerte Einbußen, 11 konnten – zum Teil erheblich – gebessert (7 mit „gut", 4 mit „zufriedenstellend" bewertet) die Klinik verlassen, bei 5 war keine Besserung erkennbar und 5 hatten sich neurologisch verschlechtert.

Tabelle 6 Lokalisation der Angiome und Operationsergebnisse bei 137 Patienten

Ergebnis	Fallzahl pro Gruppe				total
	A	B	C	D	
1 (sehr gut)	17	2	1	3	23
2 (gut)	68	3	3	4	78
3 (zufriedenstellend)	20	2	2	1	25
4 (nicht zufriedenst.)	8	3			11
nachverfolgte Patienten	113	10	6	8	137

Tabelle 7 Operationsergebnisse bei Angiomen der *Gruppe A* (Großhirnhemisphären) nach Lappenzugehörigkeit

Lokalisation des Angioms	Ergebnis/Fallzahl				total
	1	2	3	4	
frontal	10	15	5		30
temporal	3	12	2	1	18
parietal	2	14	2	2	20
occipital	1	11	1		13
F. Sylvii	1	5	1	1	8
Zentralregion		11	9	4	24
nachverfolgte Patienten	17	68	20	8	113

Angiome des Balkens, der Stammganglien und des Mittelhirns sind in operativen Serien vergleichsweise selten. Wird eine Blutung überlebt, so bleiben oft schwere und nicht reversible neurologische Ausfälle zurück. Die operative Behandlung derartiger Mißbildungen ist heikel [34, 44, 45]. Im eigenen Krankengut war die Totalexstirpation bei 5 Fällen der in Rede stehenden Lokalisationsgruppe möglich.

Die operative Behandlung der *Angiome des Kleinhirns* gilt als sehr risokoreich [40]. Eine Ausnahme stellen lediglich die oberflächlich gelegenen zerebellären Angiome dar, die mit gutem Erfolg exstirpiert werden können [20], während für die Behandlung der – vielfach als inoperabel beurteilten – Angiome der hirnstammnahen vorderen Kleinhirnabschnitte die Ligatur der A.cerebellaris anterior als effektvolle und risikoarme Prozedur empfohlen wird [22]. In 4 von 5 nachuntersuchten Fällen des eigenen Krankengutes war die Totalexstirpation zerebellärer Angiome (einmal mit sehr gutem, zweimal mit gutem, einmal mit zufriedenstellendem Ergebnis) möglich, eine im Versorgungsgebiet der A.cerebellaris anterior gelegene Mißbildung konnte durch Ligatur des zuführenden Gefäßes mit gutem Erfolg bei über 11jähriger Nachbeobachtungsperiode ausgeschaltet werden. In einem Fall gelang sogar die mikrochirurgische Totalexstirpation eines arteriovenösen Angioms der Medulla oblongata ohne zusätzliches neurologisches Defizit!

Die mehrheitlich im Bereich der hinteren Schädelgrube und des Nackens lokalisierten, gleichsam zwischen Vertebralis- und Externakreislauf geschalteten und Dura, Knochen sowie extrakranielle Weichteile miteinnehmenden *„extra-intrakraniellen Angiome"* sind selten (in der eigenen Serie nur einmal) einer Totalexstirpation zugänglich, wenngleich diese immer wieder gefordert wird [37, 41]. Da hierbei die Mitnahme von Kopfschwarte, Muskulatur, Knochen und Dura erforderlich sein mag, kann eine plastische Versorgung notwendig werden. Agnoli [1] berichtet, daß bei 28 allein durch die Ligatur zuführender Gefäße behandelten Patienten mit solchen Mißbildungen in 18 Fällen eine Wiederkehr der Mißbildung zu verzeichnen war. Ähnliche Probleme zwangen bei den Patienten der eigenen Serie mehrfach zu

Tabelle 8 Angiomgröße und Operationsergebnis

Angiomdurchmesser (max.) in cm	Ergebnis/Fallzahl 1	2	3	4	postop. verstorben	total
≤1	2	9	3		2	16
>1–2	6	15	4	3	4	32
>2–4	9	23	8	3	1	44
>4	2	19	5	3	7	36
diffus	2	3	2		1	8
total	21	69	22	9	15	136

neuerlichen operativen Eingriffen, wobei der arteriovenöse Kurzschluß meist beträchtlich vermindert und die subjektive Symptomatik gut gebessert werden konnte.

Einfluß der Angiomgröße auf das Operationsergebnis: Es ist selbstverständlich, daß die Entfernung einer kleinen, gut abgrenzbaren und aus wenigen Zuflüssen gespeisten Mißbildung ein geringeres Risiko im Hinblick auf postoperativ zu erwartende Defizite mit sich bringt als die Entfernung eines ausgedehnten, aus mehreren Gefäßprovinzen sein Blut beziehenden Angioms. Dennoch ließen die großen Mißbildungen mit mehr als 4 cm im maximalen Durchmesser in unserer Serie mehrheitlich gute Ergebnisse erreichen (Tab. 8).

Diskussion

Nach einer Zusammenstellung der Literatur durch Jellinger [14] sind Angiome im Autopsiematerial mit 3,4% Ursache spontaner Hirnmassenblutungen, im klinischen Beobachtungsgut mit 18,6% und im neurochirurgischen Krankengut gar mit 10–40%. Neben der Beseitigung der durch den Kurzschluß verursachten Mangeldurchblutung und ihrer Folgen ist daher die Blutungsprävention Hauptargument für die operative Totalentfernung arteriovenöser Angiome. Letztere ist auch dann möglich, wenn funktionell wichtige Hirngebiete betroffen sind [8, 21, 34, 39]. Während die Indikation zur Exstirpation von Angiomen, die geblutet haben, von fast allen Autoren bejaht wird, herrscht Uneinigkeit hinsichtlich der Behandlung sog. asymptomatischer Angiome. Eine eingeschränkte Indikation zur operativen Entfernung liegt nach unserer Meinung jedoch nur dann vor, wenn es sich um große Mißbildungen handelt, die aus mehreren Gefäßprovinzen arterielle Zuflüsse beziehen. Das Risiko im Hinblick auf postoperative Komplikationen (Hirnschwellung, Nachblutung) ist für diese Angiome als sehr hoch anzusehen [8, 27], wobei experimentelle Arbeiten einen Verlust der Autoregulation der zerebralen Blutverteilung in der vom Angiom betroffenen Hemisphäre wahrscheinlich machen konnten [35]. Für die herkömmliche Form der operativen Entfernung teilweise unerreichbar sind tiefgelegene Angiome der basalen Ganglien und das Thalamus, wenngleich mikrochirurgische Arbeitsmethoden auch hier Fortschritte haben erzielen lassen [4, 8].

Große Anstrengungen wurden in den letzten 25 Jahren unternommen, um alternative Behandlungsverfahren zu entwickeln, die die Ausschaltung auch inoperabel erscheinender Angiome mit vertretbarem Risiko für den Patienten ermöglichen sollen.

Es seien hier genannt die *Embolisation* [7, 23, 24], die *Cryotherapie* [43], die gezielte *Radiochirurgie* [2, 18, 36] und die elektrisch *induzierte Thrombose* [12].

Embolisation, Cryo- und Radiotherapie sowie Elektrothrombose zielen auf ein haemodynamisches Unwirksamwerden der belassenen arteriovenösen Mißbildung. Da der Erfolg unsicher ist, sind diese Methoden nach unserer Meinung nur dann in Betracht zu ziehen, wenn eine Totalentfernung des Angioms nicht möglich oder das Operationsrisiko unvertretbar hoch erscheint. *Die Exstirpation bleibt vorerst noch die einzige Methode, die eine zuverlässige und dauerhafte Ausschaltung arteriovenöser Angiome verspricht!* Mikrochirurgische Arbeitsformen haben ihren Anwendungsbereich beträchtlich erweitert und die Gefahr zusätzlicher postoperativer Defizite entscheidend verringert.

Zusammenfassung

Die Arbeit gibt die an einer Serie von 159 intrakraniellen Angiomen gewonnenen Erfahrungen wieder. Die Mehrheit der Mißbildungen war im Bereich der Großhirnhemisphären lokalisiert, 73% aller Angiome waren klinisch durch Blutungsereignisse auffällig geworden. Es war möglich, Beziehungen zwischen Angiomgröße und Blutungsbereitschaft sowie Typ und Zeitpunkt der Blutung abzuleiten. 143 unserer Fälle konnten einer Totalexstirpation des Angioms zugeführt werden, katamnestische Erhebungen waren bei 137 Patienten unserer Serie möglich. In 73,7% der Fälle waren die Ergebnisse sehr gut oder gut, 18,2% zeigten zufriedenstellende Resultate, 8% waren nicht zufriedenstellend. Die chirurgische Exstirpation muß weiterhin als das Verfahren der Wahl in der Behandlung intrakranieller Angiome angesehen werden, alternative Behandlungsmethoden ermöglichen bei einem Teil der als inoperabel betrachteten Mißbildungen gute Resultate, ihre Anwendungsmöglichkeiten werden anhand der Literatur diskutiert.

Literatur

[1] Agnoli, A. L.: Extracranial and extra-intracranial arteriovenous angiomas. In: Cerebral Angiomas (Hrsg.): H. W. Pia, et al.), 66–85, Springer, Berlin–Heidelberg–NewYork 1975.

[2] Backlund, E. O., J. Arndt, H. Dahlin, et al.: Radiosurgery in intracranial arteriovenous malformations. 1. Technique. In: Neurological Surgery (Hrsg.: R. Carrea), 162–167, Excerpta medica, Amsterdam–Oxford 1978.

[3] Bauer, B. L., B. Beck, U. Mössler: Investigation on volume and pressure overloading of the heart in cerebral angiomas. In: Cerebral Angiomas (Hrsg.: H. W. Pia, et al.), 101–110, Springer, Berlin–Heidelberg–New York 1975.
[4] Bushe, K. A., E. Halves, N. Sörensen: Surgical management of deep seated angiomas of the brain, Vortrag bei Joint Meeting, Amer. Acad. of Neurol. Surg. und Dt. Ges. f. Neurochir., München, Oktober 1978.
[5] Cushing, H., P. Bailey: Tumors Arising from the Blood Vessels of the Brain. C. C. Thomas, Springfield 1928.
[6] Dandy, W. E.: Arteriovenous aneurysm of the brain, Arch. Surg. **17** (1928) 190–243.
[7] Debrun, G., F. Vinuela, A. Fox, et al.: Embolisation of cerebral arteriovenous malformations with bucrylate. Experience in 46 cases. J. Neurosurg. **56** 615–627.
[8] Drake, C. G.: Cerebral Arteriovenous Malformations: Considerations for and experience with surgical treatment in 166 cases. Clin. Neurosurg. **26** (1979) 145–207.
[9] Feindel, W.: Diskussionsbeiträge. In: Cerebral Angiomas (Hrsg.: H. W. Pia, et al.), 112–113, Springer, Berlin–Heidelberg–New York 1975.
[10] Feindel, W., Y. L. Yamamoto, C. P. Hodge: Red cerebral veins and the cerebral steal syndrome. J. Neurosurg. **35** (1973) 167–179.
[11] Gerlach, J., H. P. Jensen: Mikroangiome des Gehirns. Langenbecks Arch. klin. Chir. **293** (1960) 481–493.
[12] Handa, H., S. Yoneda, M. Matsuda, et al.: The surgical treatment of deep-seated or large arteriovenous malformations of the brain by means of electrically induced thrombosis. In: Neurological surgery (Hrsg.: R. Carrea), 143–148, Excerpta medica, Amsterdam–Oxford 1978.
[13] Henderson, W. R., de R. L. R. Gomez: Natural history of cerebral angiomas. Brit. med. J. **4** (1967) 571–574.
[14] Jellinger, K.: Zur Ätiologie und Pathogenese der spontanen intracerebralen Blutung. Therapiewoche **24** (1972) 1440–1450.
[15] Jellinger, K. The morphology of centrally-situated angiomas. In: Cerebral Angiomas (Hrsg.: H. W. Pia, et al.), 9–18, Springer, Berlin–Heidelberg–New York 1975.
[16] Jellinger, K.: Diskussionsbeitrag, in: Cerebral Angiomas (Hrsg.: H. W. Pia, et al.), 20, Springer, Berlin–Heidelberg–New York 1975.
[17] Kaplan, H. A., S. M. Aronson, E. J. Browder: Vascular malformations of the brain. An anatomical study. J. Neurosurg. **18** (1961) 630–635.
[18] Kjellberg, R. N., C. E. Poletti, G. H. Roberson, et al.: Bragg peak proton beam treatment of arteriovenous malformations of the brain. In: Neurological Surgery (Hrsg.: R. Carrea), 181–187, Excerpta medica, Amsterdam–Oxford 1978.
[19] Krayenbühl, H., R. Siebenmann: Small vascular malformations as a cause of primary intracerebral hemorrhage. J. Neurosurg **22** (1965) 7–20.
[20] Krayenbrühl, H., M. G. Yasargil: Arteriovenöse razemöse Angioms (arteriovenöse Mißbildungen). In: Der Hirnkreislauf (Hrsg.: H. Gänshirt, 480–497; Georg Thieme, Stuttgart 1972.
[21] Kunc, Z.: Surgery of arteriovenous malformations in the speech an motor-sensory regions. J. Neurosurg. **40** (1974) 293–303.
[22] Kunc, Z.: Deep-seated arteriovenous malformations: a critical review. In: Neurological Surgery (Hrsg. R. Carrea), 188–193, Excerpta medica, Amsterdam–Oxford 1978.
[23] Luessenhop, A. J.: Artificial embolization of inoperable arteriovenous malformations. In: Cerebral Angiomas (Hrsg.: H. W. Pia, et al.), 198–205, Springer, Berlin–Heidelberg–New York 1975.
[24] Luessenhop, A. J., W. T. Spence: Artificial embolization of cerebral arteries. Report of use in a case of arteriovenous malformation. J. Amer. med. Ass. **172** (1960) 1153–1155.
[25] Mackenzie, I.: The clinical presentation of the cerebral angioma, Brain **76** (1953) 184–214.
[26] McCormick, W. F., J. D. Nofzinger: „Cryptic" vascular malformations of the central nervous system. J. Neurosurg. **24** (1966) 865–875.

[27] Morello, G., G. P. Borghi: Cerebral angiomas. Acta Neurochir. **28** (1973) 135–155.

[28] Olivecrona, H., J. Riives: Arteriovenous aneurysms of the brain. Their diagnosis and treatment. Arch. Neurol. Psychiat. **59** (1948) 567–602.

[29] Paterson, J. J., W. McKissock: A clinical survey of intracranial angiomas with special reference to their mode of progression and surgical treatment. A report of 110 cases. Brain **79** (1956) 233–267.

[30] Perret, G.: Diskussionsbeiträge, in: Cerebral Angiomas (Hrsg.: H. W. Pia, et al.), 34, 36. Springer, Berlin–Heidelberg–New York 1975.

[31] Perret, G., H. Nishioka: Arteriovenous malformations. An analysis of 545 cases of cranio-cerebral arteriovenous malformations and fistulae reported to the cooperative study. J. Neurosurg. **25** (1966) 467–490.

[32] Pia, H. W.: The acute treatment of cerebral arteriovenous angiomas associated with hematomas. In: Cerebral Angiomas (Hrsg.: H. W. Pia, et al.), 155–177 (1975).

[33] Röttgen, P.: Die chirurgische Behandlung der spontanen Hirnblutung. Therapiewoche **22** (1972) 1516–1522.

[34] Schürmann, K., M. Brock: Arteriovenous angiomas located in functionally important and vital brain structures (central region, basal ganglia and bilaterally in the midline). Third European Congress of Neurosurgery, 367, Madrid 1967.

[35] Spetzler, R. R., C. B. Wilson, P. Weinstein, et al.: Normal perfusion pressure breakthrough theory. Clin. Neurosurg. **25** (1978) 651–672.

[36] Steiner, L., E. O. Backlund, T. Greitz, et al.: Radiosurgery in intracranial arteriovenous malformations. 2. A. follow-up. In: Neurological Surgery (Hrsg. R. Carrea) 168–180, Excerpta medica, Amsterdam–Oxford 1978.

[37] Storrs, D. G., R. B. King: Management of extracranial congenital arteriovenous malformations of the head and neck. Report of five cases. J. Neurosurg. **38** (1973) 584–590.

[38] Tönnis, ·W., H. Lange-Cosack: Klinik, operative Behandlung und Prognose der arterio-venösen Angiome des Gehirns und seiner Häute: Dtsch. Z. Nervenheilk. **170** (1953) 460–485.

[39] Tönnis, W., W. Walter, M. Brock: Die Totalexstirpation intracerebraler arteriovenöser Angiome bei Lokalisation in funktionell wichtigen Hirnarealen. Beitr. Neurochir. **11**, Barth, Leipzig 1966.

[40] Verbiest, H.: Arterio-venous aneurysms of the posterior fossa. Analysis of six cases. Acta neurochir. 9 (1961) 171–195.

[41] Waga, S., K. Ohtsubo, J. Handa, et al.: Extracranial congenital arterio-venous malformations. Surg. Neurol **2** (1974) 241–245.

[42] Walder, H. A. D.: Freezing arteriovenous anomalies in the brain. In: Cerebral Angiomas (Hrsg.: H. W. Pia, et al.), 183–193. Springer, Berlin–Heidelberg–New York 1975.

[43] Walder, H. A. D.: Cryosurgical treatment of deep-seated arteriovenous anomalies of the brain. In: Neurological Surgery (Hrsg.: R. Carrea), 149–156, Excerpta medica, Amsterdam–Oxford 1978.

[44] Yasargil, M. G., K. K. Jain, J. Antic, et al.: Arteriovenous malformations of the splenium of the corpus callosum: Microsurgical treatment. Surg. Neurol. **5** (1976) 5–14.

[45] Yasargil, M. G., K. K. Jain, J. Antic, et al.: Arteriovenous malformations of the anterior and middle portions of the corpus callosum: Microsurgical treatment. Surg. Neurol. **5** (1976) 67–80.

Fehldiagnose Syringomyelie bei spinalen Raumforderungen

R.-I. Kahl

Einleitung

Bei der differentialdiagnostischen Abgrenzung zwischen raumfordernden spinalen Prozessen und Systemerkrankungen – hier der Syringomyelie – entstehen immer wieder erhebliche Schwierigkeiten, die zu jahrelangen Fehldiagnosen führen [1, 3, 5].

Unter diesem Gesichtspunkt haben wir das gesamte operative Material raumfordernder spinaler Prozesse der HWS und BWS – 712 Fälle – unserer Klinik aus den letzten 25 Jahren durchgesehen. Unter 47 als Systemerkrankungen fehlinterpretierten Raumforderungen fand sich in 9 Fällen die Fehldiagnose Syringomyelie. Hierbei ist noch zu bedenken, daß bei der Erhebung der Anamnese nicht in allen Fällen ausdrücklich nach der bisherigen Interpretation der bestehenden Erkrankung gefragt worden ist, und daß diese dem Patienten und seinen Angehörigen häufig gar nicht bekannt war; die Überweisungsbriefe sagen vielfach ebenfalls nichts darüber aus. So muß eine große Zahl an „Dunkelziffern" bleiben, Erkrankungen, bei denen zu irgendwelchem Zeitpunkt oder auch über längere Zeiträume die Diagnose Syringomyelie erwogen, aber nicht zum bleibenden Etikett geworden ist.

Krankengut

In der Folge stellten wir zunächst tabellarisch (Tab. 1) die wesentlichsten Daten der 9 als Syringomyelie fehlinterpretierten Fälle zusammen, um dann auf die detaillierte Darstellung der beiden langdauernden und folgeschwersten Fehldiagnosen einzugehen.

Tabelle 1 Als Syringomyelie fehldiagnostizierte Raumforderungen

Fall-Nr. Name Geschlecht	Operationsdiagnose	Alter bei Operation	Dauer der Fehldiagnose	Reihenfolge des Auftretens der Symptome
I. G. H. ♂	Arterio-venöses Angiom extra- und intramedullär C2–D2	54 J.	384 Mo.	1. Schmerzen im Schulter-Nackenbereich 2. Kribbeln, Taubheitsgefühl li. Arm u. Thorax, später re. Arm 3. Spastik u. Atrophien d. oberen Extremitäten 4. Spastik der unteren Extremitäten, Gehunfähigkeit 5. Blasen- und Mastdarmparese 6. Unerträgliche Schmerzen Unterbauch, Leistenbeuge und Enddarm
II. R. K. ♀	Intradurales extramedulläres Meningeom C6–D1	61 J.	144 Mo.	1. Schmerzen bds. im Schultergürtel, Arme bis in beide Daumenballen 2. Schwäche beider Hände 3. Schwäche und Ermüdbarkeit li. > re. Bein 4. Störung d. Gefühls- u. Temperaturempfindung Beine, Arme, Rumpf 5. Schmerzen HWS, li. Arm, Tetraspastik
III. K. K. ♂	Intramedulläres Stiftgliom vom Cervikalmark bis D8/9 reichend	33 J.	127 Mo.	1. Schwäche re. Bein und Hinken 2. Spastik re. Bein mit Reflexsteigerung u. Pyramidenbahnzeichen, Hypalgesie D7–9 re., Störung d. Temperaturempfindung li. Bein 3. Blasen- und Mastdarmparese
IV. A. Ch. ♂	Intramedulläres Spongioblastom C6–D4 mit Cyste am oberen Pol	46 J.	38 Mo.	1. Gürtelförmige Schmerzen Oberbauch – untere Thoraxapertur 2. Schmerzen u. spastische Parese li. > re. Bein, Steigerung der Beineigenreflexe li. > re. 3. Sens. Störung bds. ab D4 (D6–D9 praktisch Analgesie), heftigste Schmerzen im Thorax bds. 4. Miktionsstörung u. Restharn
V. A. St. ♂	Intramedulläres schlecht abgrenzbares Spongioblastom C4–C6	29 J.	36 Mo.	1. Schmerzen li. Schulter, Außenseite li. Oberarm 2. Halbseitenschwäche li. Arm u. Bein mit angedeutetem Brown-Séquard 3. Spast. Paraparese d. Beine li. > re. m. Kältegefühl 4. Heftige Schulter-Arm-Schmerzen C6/C7 mit Hypalgesie d. ulnaren Finger bds.
VI. M. E. ♀	Intradulares extramedulläres Meningeom Th9/10	61 J.	96 Mo.	1. Gürtelförmige Schmerzen etwa Rippenrandhöhe 2. Schweregefühl bd. Beine u. Paraesthesien 3. Schmerzen bd. Beine besonders bei Belastung 4. Taubheitsgefühl vom Beckenkamm nach distal mit besonderer Störung d. Temperaturempfindung 5. Gehstörungen mit Stolpern
VII. M. E. ♂	Traumatisch bedingte Arachnitis in Höhe Th12	51 J.	32 Mo.	1. Granatsplitterverletzung D12, danach gelegentliche Schmerzen in diesem Bereich 2. 17 Jahre später Schwäche u. Gangstörung li. Bein 3. Kribbel- u. Taubheitsgefühl re. Bein 4. Zunehmende Taubheit beider Beine u. Miktionsstörungen
VIII. R. G. ♀	Myelopathie bei chron. Bandscheibenprolapsen C4/5 und C5/6	61 J.	16. Mo.	1. Radikuläre Schmerzen re. Arm C5/6 u. re. Bein bis zur Fußsohle nur passager auftretend 2. Akut aufgetretenes Taubheitsgefühl li. Körperhälfte u. Nacken-Hinterkopfschmerzen 3. Passagere Paraparese der Beine und des re. Armes
IX. M. W. ♂	Bandscheibenprolapse C4/5 u. C5/6	45 J.	8 Mo.	1. Rezidivierende Schmerzen li. Schultergürtel 2. Gelegentliche Schwäche li. Arm 3. Akute Schmerzen li. Nackenseite, Schulter, Arm bis zu den ersten 3 Fingern. Parese der li. Schulter-Armmuskulatur 4. Diskrete Gefühlsstörung re. Körperhälfte

Fall-Nr.	Klinischer Befund bei der stat. Aufnahme	Befund der Myelographie	Lumbaler Liquor
I.	Rechtsbetonte Teraspastik mit Kontrakturen aller Gelenke der oberen u. unteren Extremitäten, Sensibilität: li. > re. ab C3/4 schwere Störung aller Qualitäten, re. ab D12/L1 nur leichtere Hypaesthesie u. Thermhypaesthesie	Kolbige Auftreibung d. Markes C4–D1/2 geschlängelte Gefäße	2/3 Zellen Xanthochrom Gesamteiweiß 155.3 mg%
II.	Linksbetonte Tetraspastik, Bein > Arme mit entsprechender Reflexsteigerung u. Pyramidenbahnzeichen. Dissoziierte Empfindungsstörung ab C6 Beine > Arme; Thermhyp- bis -anaesthesie re. Bein > li. Bein	fast kompletter Stop C6–D1	12/3 Zellen Gesamteiweiß 110 mg% Nonne u. Pandy pos.
III.	Spastische Paraparese re. > li. Bein mit Gehunfähigkeit, Sensibilitätsstörung ab D4 bds. nach distral zunehmend ohne dissoziierte Störung, partielle Blasen- und Mastdarmlähmung	partieller Stop D5–6	13/3 Zellen Xanthochrom Gesamteiweiß 360 mg%
IV.	Linksbetonte spastische Paraparese d. Beine m. entsprechender Reflexsteigerung, linksseitigen Cloni- u. Pyramidenbahnzeichen, Hypaesthesie ab D6 bds., li. D6–D9 Anaesthesie	Verdacht auf Raumforderung D2–D5	8/3 Zellen Gesamteiweiß 56.4 mg%
V.	Stark links- u.beinbetonte Tetraspastik m. gesteigerten Beineigenreflexen, li. Cloni u. pos. BABINSKI, Atrophie der li. Beinmuskulatur u. kleinen Handmuskeln, BHR u. Cremasterraflex negat. Hypalgesie re. > li. ab C8, stark f. alle Qualitäten ab D8, Blasen- u. Mastdarminkontinenz	Spinale Raumforderung C3–C7	Lumbaler Liquor: 18/3 Zellen Gesamteiweiß 78,2 mg%
VI.	Beineigenreflexe re. > li. leicht gesteigert bei diskreter Paraspastik der Beine, keine pathol. Reflexe, BHR i. d. unteren Etage negativ Analgesie D10/11 bds., Dysaesthesie D12, Hypalgesie ab L1 bds., li. aufgehobenes Temperatur- und Vibrationsempfinden	Raumforderung bei D9/10 mit subtotalem Kontraststop	Lumbaler Liquor: 14/3 Zellen Gesamteiweiß 103,0 mg%
VII.	Linksbetonte Spastik bd. Beine, li. Steigerung der beineigenreflexe mit Cloni; Pyramidenbahnzeichen bds. positiv, BHR bds. negativ, Hypalgesie li. ab D3, re. ab D10 mit Herabsetzung v. Lage-, Temperatur- u. Vibrationsempfinden	Verdacht auf arachnistische Verwachsungen D12	Lumbaler Liquor: 6/3 Zellen Gesamteiweiß 41,0 mg%
VIII.	Diskrete Parese re. Oberarmbeuger- u. -strecker, Kniebeugerschwäche re., AER re. = li. mittel, BER re. > li. sehr lebhaft, keine Pyramidenbahnzeichen; Dysaesthesien, Hypalgesie u. Thermhypaesthesie li. ab D1	Eindellung des Rückenmarkes von ventral her C4/5 u. C5/6	Lumbaler Liquor: o. B.
IX.	Schwere Parese der Mm. latissi dorsi des M.deltoides, Biceps u. Brachioradialis *li.*, RPR u. Bicepsreflex li. > re., beginnende Atrophien, leichte Hypalgesie re. ab D2	Einengung des vorderen Subarachnoidalraumes in Höhe C4/5 u. C5/6	Lumbaler Liquor: o. B.

Fall 1 (G. H.)

Vorgeschichte: 54jähriger Patient, der 1974 zur stationären Aufnahme in unsere Klinik kam. Seit einer Contusio cerebri, die er sich 1942 beim Fallschirmspringen zuzog, traten wechselnde, aber insgesamt betrachtet zunehmende Beschwerden im Schulter-Nackenbereich auf, die zunächst mit dem stattgehabten Trauma in Zusammenhang gebracht wurden. Die Reihenfolge der aufgetretenen Symptome ist der Tabelle zu entnehmen. 1958 erfolgte eine erste stationäre Untersuchung, bei der die Diagnose Syringomyelie gestellt wurde. In der Folge kam es seit 1960 zur Gehunfähigkeit, Blasen- und Mastdarmstörungen; trotz weiterer Untersuchungen in 5 verschiedenen Kliniken wurde die Diagnose Syringomyelie aufrechterhalten. Da seit 1973 unerträgliche Schmerzen im Bereich des Bauchraumes, beider Leisten und des Rückens bestanden, wurde der Patient uns 1974 zur longitudinalen Myelotomie stationär eingewiesen. Damaliger Aufnahmebefund s. Tabelle. Nachdem durch die Myelographie der Verdacht auf eine spinale angiomatöse Mißbildung als Ursache der neurologischen Ausfälle C_4-$D_{1/2}$ bestand, erfolgte eine entsprechende Freilegung. Operationsdiagnose: A.V.-Angiom von C_2-D_2. Postoperativ war trotz gezielter intensiver physiotherapeutischer Behandlung keine wesentliche Besserung mehr zu erzielen.

Fall 2 (R. K.)

Vorgeschichte: 61jährige Patientin, die 1972 hier zur stationären Aufnahme kam. Zwölf Jahre zuvor begannen die ersten Beschwerden, Schmerzen zogen vom Schultergürtel aus über die Arme die beide Daumenballen. Bei zunehmender Schwäche beider Hände erfolgte auswärts eine stationäre Diagnostik, es wurde die Diagnose „Syringomyelie" gestellt. In den darauffolgenden 10 Jahren angeblich keine wesentliche Zunahme der Beschwerden oder neurologischen Auffälligkeiten. Erst 1970, 2 Jahre vor der hiesigen stationären Aufnahme, wurde eine rasch progrediente Zunahme der Ausfälle bemerkt, die Reihenfolge ist aus der Tabelle ersichtlich. Mehrfache zwischenzeitlich durchgeführte Untersuchungen bestätigten das Vorliegen einer Syringomyelie. Bei zunehmender Tetraspastik erfolgte 1972 eine erneute stationäre Diagnostik in einer auswärtigen Universitäts-Nervenklinik. Dort wurde bei der Myelographie ein fast kompletter Stop C_6-D_1 festgestellt. Unter dem Verdacht einer spinalen Raumforderung in dieser Höhe wurde uns die Patientin zur Operation überwiesen. – Aufnahmebefund s. Tabelle. – Der operative Eingriff bestätigte die Diagnose: Intradurales extramedulläres Meningeom C_6-D_1. Postperativ konnte durch intensive physikalische Therapie und konsequente Übungen in Eigeninitiative noch eine mäßige Rückbildung der gravierenden neurologischen Ausfallserscheinungen erzielt werden.

Diskussion

Wenn auch die beiden zuvor beschriebenen Krankheitsverläufe durch jahrzehntelang aufrechterhaltene Fehldiagnosen sich von dem übrigen Krankengut der als Syringomyelie fehlgedeuteten Raumforderungen deutlich abheben, so ist doch nicht zu verkennen, daß auch bei letzteren der angestrebte optimale Therapieerfolg durch die Operation nicht mehr zustande kommen konnte. Dieses ist um so bedauerlicher, da es sich fast ausschließlich um gutartige bzw. bedingt gutartige Prozesse handelte, bei denen die Prognose bei frühzeitig durchgeführter Operation durchaus günstig zu beurteilen war. Es handelte sich in 2 Fällen um Bandscheibenprolapse der HWS, die zur cervikalen Myelopathie führten, in einem der Fälle um eine narbige Kompression des Brustmarkes (nach alter Splitterverletzung), in einem Fall um ein Meningeom des Brustmarkes, in weiteren 2 Fällen um Spongioblastome im Bereich des Hals- und oberen Brustmarkes und lediglich in einem Fall um ein Stiftgliom.

Das wesentlichste Ziel dieser Untersuchung kann nur die Überlegung sein, warum es zu den folgenschweren Fehldiagnosen gekommen ist und wodurch diese zu vermeiden gewesen wären. Ein erster nicht unbedeutender Punkt ist hierbei das Lebensalter des Patienten bei dem Auftreten der Symptome zur Zeit der gestellten Fehldiagnose. Das Manifestationsalter für die Syringomyelie liegt bekanntlich im 2. und 3. Lebensjahrzehnt, in der überwiegenden Zahl unserer Fälle [6] lag das Lebensalter zu diesem Zeitpunkt jedoch schon merklich höher, so hätte dieser Punkt schon eine gewisse Aufmerksamkeit erregen müssen. Wesentlich erscheint uns die Analyse der klinischen Beschwerden und Symptome, die Reihenfolge ihres Auftretens und, soweit dies den Krankenberichten zu entnehmen ist, ihre Interpretation [1, 5].

Bei beiden Meningeom-Patienten war als Erstsymptom ein segmentaler Schmerz angegeben worden, einmal sogar streng gürtelförmig lokalisiert (Meningeom bei Th 10), ein Erstsymptom, was für die Diagnose einer Syringomyelie nicht typisch sein dürfte, ebenso wie die darauffolgenden Paraesthesien [2, 6].

Selbst das Auftreten der gravierenden neurologischen Ausfälle, Querschnittsbilder, Tetraparesen sowie in 2 Fällen Blasen- und Mastdarmlähmungen erweckten nicht den Verdacht auf eine spinale Raumforderung, so wurde auch hier noch häufig auf eine weitergehende Diagnostik verzichtet.

Ehe die folgenschwere Diagnose einer Syringomyelie gestellt wird, sollten die differentialdiagnostischen Möglichkeiten der radiologischen Zusatzdiagnostik ausgeschöpft sein. Bereits bei *Nativaufnahmen* im seitlichen und sagittalen Strahlengang kann eine Verbreiterung des Spinalkanals und Deformierungen der Bogenwurzeln auf eine Syringomyelie hinweisen. Zeigt sich bei Schrägaufnahmen mit Darstellung der Foramina eine Foramenerweiterung, so ist an das Vorliegen eines Neurinoms zu denken und die weitere radiologische Diagnostik in diese Richtung zu lenken. Sowohl bei Nativ- als auch *Schichtaufnahmen* sollte das Augenmerk auf die

Knochenstruktur gelenkt werden, um Destruktionen nicht zu übersehen. Bei allen Fällen mit einem nach klinischem Verlauf und für Syringomyelie nicht typischen neurologischen Befund ist eine erweiterte radiologische Diagnostik unerläßlich. Hier bot sich bis vor einigen Jahren zunächst die *Myelographie* mit Liquorpunktion an. Für eine Syringomyelie kann es charakteristisch sein, daß auf dem Myelogramm eine Auftreibung des Rückenmarkes sichtbar ist. Bei einer Auftreibung des Rückenmarkes allein ist durch diese Methode die differentialdiagnostische Abgrenzung zwischen Syringomyelie und spinaler Raumforderung nicht zu treffen [4]. In den letzten Jahren wird als weiterführendes radiologisches Diagnostikum auch die *Computertomographie,* ergänzt durch die CT-Myelographie, eingesetzt. Hierdurch lassen sich die Beziehungen der ossären Veränderungen zu den neuralen Strukturen gut erfassen. Die für eine Syringomyelie typische Veränderung in der Computertomographie besteht in einer Erweiterung des Zentralkanals sowie multicystischen Veränderungen des Rückenmarkes mit entsprechend niedrigen Dichtewerten. Auch die CT-Myelographie dient bei aufgetriebenem Myelon der differentialdiagnostischen Abgrenzung gegen einen cystischen Tumor. Das intrathekal gegebene Kontrastmittel gelangt bei der kommunizierenden Form der Syringomyelie über den 4. Ventrikel in die cystischen Hohlräume, dort läßt sich 4–5 Stunden post injectionem ein entsprechender Dichteanstieg erkennen [7].

Neuerlich bietet sich die *NMR-Untersuchung* als Methode mit erheblicher differentialdiagnostischer Aussagekraft an. Diese nicht aggressive Methode bringt überdies keine Strahlenbelastung. In den letzten Jahren half sie uns mehrfach bei differentialdiagnostischen Schwierigkeiten die endgültige Abklärung herbeizuführen [8].

Bei kritischer Betrachtung der Ursachen von Fehldiagnosen erscheint uns maßgeblich, daß zunächst auf alle Einzeldaten der Anamnese geachtet wird. Der Reihenfolge des Auftretens einzelner Symptome sollte ebenfalls mehr Beachtung geschenkt werden. Der neurologische Status bedarf einer Verlaufsbeobachtung mit mehrfacher kritischer Überprüfung. Wenn auch die Fortschritte der radiologischen Diagnostik in den letzten Jahren eine merkliche Erleichterung der differentialdiagnostischen Abklärung spinaler Raumforderungen – Syringomyelie ermöglichen, so ist nicht zu übersehen, daß es schwer ist, von einer einmal gestellten Diagnose Abstand zu nehmen.

Zusammenfassung

Der Anlaß unserer Mitteilung ist die immer wieder zu beobachtende Fehlinterpretation spinaler Raumforderungen als Systemerkrankung. Durch fehlende exakte neurologische und radiologische Diagnostik entstehen häufig irreversible neurologische Ausfallserscheinungen, ehe die Patienten einer operativen Behandlung zugeführt werden. Über neun derartige – als Syringomyelie etikettierte Fälle – wird berichtet.

Literatur

[1] Bodechtel, G., A. Schrader: Rückenmarkstumoren. In: G. Bodechtel, Differentialdiagnose neurologischer Krankheitsbilder, S. 447–469. Thieme, Stuttgart 1974.

[2] Fields, W. S., K. J. Zülch, V. Maslenikov: High cervical neurinoma. Special neurologic and radiologic features. Zbl. Neurochir. **33** (1972) 89–102.

[3] Kahl, R.-I.: Verkennung spinaler Raumforderungen als multiple Sklerose. J. Neurol. **209** (1975) 151–154.

[4] Kautzky, R., K. J. Zülch, S. Wende, et al.: Neuroradiologie auf neuropathologischer Grundlage. Springer, Berlin–Heidelberg–New York 1976.

[5] Kuhlendahl, H.: Die Abgrenzung der sekundären (spinalbedingten) chronischen Rückenmarksschädigungen gegen die primären Entmarkungskrankheiten. Verh. dtsch. Ges. inn. Med. 61. Kongreß, Wiesbaden, April 1955, S. 353–356.

[6] Maeder, R. P., M. Mummenthaler, H. Markwalder: Symptomatische zervikale Syringomyelie. Dtsch. med. Wschr., **95** (1970) 164–168.

[7] Otte, P., K. F. Schleger (Ed.): Bücherei des Orthopäden, Bd. **83**. P. Thurn, G. Friedmann: Computer-Tomographie der Wirbelsäule und des Spinalkanals. Enke, Stuttgart 1983.

[8] Pojunas, K., A. L. Williams, D. L. Daniels, et al.: Radiologie **153** (1984) 679–685.

Der Einfluß der Blutdruckverhältnisse auf das Hirnödem bei der konservativ therapierten spontanen intrazerebralen Massenblutung. Klinische und experimentelle Aspekte*

Th. Wallenfang, G. Fries

Viele klinisch-statistische Untersuchungen unterstreichen die Bedeutung der arteriellen Hypertonie als Kausalfaktor und Prognosekriterium bei der spontanen intrazerebralen Massenblutung [3–5, 7, 8, 11]. Patienten mit einem Bluthochdruck erleiden nicht nur häufiger intrazerebrale Blutungen als Normotoniker; es hat sich auch gezeigt, daß gerade diese hypertonen Patienten mit einer intrazerebralen Blutung schlechtere therapeutische Ergebnisse aufweisen, eine vielfach in der Literatur als gegeben hingenommene Tatsache [3, 4, 7]. So berichtet Gänshirt [4] über 53% verstorbene Hypertoniker und 47% verstorbene Normotoniker mit intrazerebraler Blutung.

Die fehlende Verbesserung in den klinischen Ergebnissen trotz großer Fortschritte in der Diagnostik und die besondere Gefährdung der wachsenden Zahl hypertoner Patienten veranlaßte uns, die Abhängigkeit des Hirnödems nach intrazerebralen Hämatomen in Abhängigkeit vom jeweiligen arteriellen Blutdruck neu zu untersuchen.

Hierbei sollte an Hand einer retrospektiven Statistik der Einfluß des Blutdruckes auf die im kranialen Computertomogramm erkennbare perifokale hypodense Zone als Korrelat des erhöhten perifokalen Wassergehaltes geklärt werden. Die erhaltenen klinischen Daten wurden durch tierexperimentelle Untersuchungen bei unterschiedlichen Blutdruckverhältnissen nach artifizieller intrazerebraler Blutung abgesichert.

* Diese Veröffentlichung enthält Teilergebnisse der Dissertationen von Herrn J. Bayer und Herrn G. Fries.

Material und Methode

Klinik

Von über 300 Patienten mit intrazerebraler Blutung, die in den Jahren 1976 bis 1984 in der Abteilung für Neuroradiologie der Universitätsklinik in Mainz computertomographisch untersucht worden waren, wurden insgesamt 117 für die vorliegende retrospektive Studie ausgewählt und zwar unter folgeden Gesichtspunkten:

1. Spontane intrazerebrale Blutung ohne traumatische Anamnese, ohne präexistente Angiome, Aneurysmen, Tumoren, Metastasen und ohne begleitende Epidural-, Subdural- oder Subarachnoidalblutungen.

2. Ausschließlich konservative Therapie.

3. Lückenlose computertomographische Befunde mit Angaben über Größe und Lokalisation des Hämatoms sowie über das begleitende perifokale hypodense Areal.

Die Patienten wurden in 2 Gruppen eingeteilt:

Hypertoniegruppe; sie umfaßt 81 Patienten mit anamnestisch gesicherter arterieller Hypertonie.

Normotoniegruppe; in ihr befanden sich 36 Patienten mit unauffälliger Blutdruckanamnese. In beiden Gruppen wurden Alter und Geschlecht der Patienten sowie die Größe des Hämatoms, entsprechend seiner Längenausdehnung im CT und die Lokalisation ermittelt. Das „outcome" (therapeutische Ergebnis) beider Patientenkollektive wurde festgestellt (gut = volle Rehabilitation bzw. minimale Restdefekte bei erhaltener sozialer Selbständigkeit; schlecht = schwere Restschäden mit Pflegebedürftigkeit bzw. Status vegetativus verstorben). Für normotone und hypertone Patienten wurden Absterbekurven für die ersten 15 Krankheitstage errechnet.

Beide Patientengruppen wurden in den prozentualen Häufigkeiten, mit denen sie das Merkmal „perifokales hypodenses Areal" boten, miteinander verglichen.

Experiment

Katzen beiderlei Geschlechts mit einem Körpergewicht zwischen 2,8 und 4,1 kg wurden randomisiert in folgende Gruppen aufgeteilt:

Den 9 Tieren der Normotoniegruppen wurden bei einem mittleren arteriellen Blutdruck von 110 mmHg auf stereotaktische Weise 2 ml autologes, arterielles Blut in die rechte Capsula interna eingespritzt unter epiduraler Hirndruck- und arterieller Blutdruckkontrolle.

Die 7 Tiere der Hypertoniegruppe unterzogen sich der gleichen artifiziellen intrazerebralen Blutung wie die Normotoniegruppe, wobei jedoch der mittlere arterielle

Blutdruck auf 165 mmHg durch kontinuierliche Angiotensininfusion angehoben wurde.

6 Tiere dienten als Kontrollgruppe; ihnen wurde kein Blut in die Capsula interna injiziert.

Die Tiere aller drei Gruppen wurden nach kurzer Ketanest-Anästhesie (20 mg/kg Körpergewicht) tracheotomiert und unter Chloralose-Narkose (50 mg/kg Körpergewicht) und Relaxation mittels Hexacarbacholinbromid (Imbretil, 0,6 mg initial; 0,2 mg 1/2 stündlich) kontrolliert beatmet.

Normoxie und Normocapnie wurden durch Blutgasanalysen (initial in 15-min. Abstand, später 1-stündlich) überprüft. Leichte metabolische Azidosen wurden durch Natriumbicarbonat ausgeglichen. Sofort nach der intrazerebralen Blutung (Normotonie- und Hypertoniegruppe) bzw. nach dem Einführen der Injektionsnadel in die Capsula interna (Kontrollgruppe) erhielten alle Tiere 2 ml EVANS BLUE 2% (40 mg). Anschließend wurden die Tiere 12 Stunden unter steady-state Bedingungen beobachtet, wobei in der Hypertoniegruppe der Blutdruck während der ganzen Zeit durch Angiotensininfusion auf Werte um 165 mmHg angehoben blieb.

Nach 12 Stunden wurden die Gehirne mit flüssigem Stickstoff übergossen, unter ständiger Kühlung in etwa 4 mm dicke coronare Scheiben zersägt und den Analysen zugeführt. Im blutungsnahen und -fernen Mark der rechten Hemisphäre und in entsprechenden Referenzproben der Gegenseite wurde durch Bestimmung der Trokken- und Feuchtgewichtdifferenz der Wassergehalt des Gewebes gemessen. In den gleichen Arealen wurde parallel hierzu der EVANS BLUE-Gehalt quantitativ durch Extraktion in Formamid und exstinktionsfotometrische Messungen bei 578 nm bestimmt [1]. Die jeweils benachbarten Hirnscheiben wurden entsprechend einer von Wilmes und Hossmann 1979 [13] beschriebenen Methode histologisch aufgearbeitet und immunfluoreszenzmikroskopisch auf Serumproteine untersucht.

Ergebnisse

Sowohl in der Gruppe der hypertonen wie auch bei den normotonen Patienten lag das Prädilektionsalter für intrazerebrale Blutungen zwischen dem 40. und 70. Lebensjahr, was mit Untersuchungen anderer Autoren übereinstimmt [3, 4, 7]. Unterschiede zwischen beiden Patientengruppen zeigten sich nicht. Dies galt auch für die Geschlechtsverteilung. Mit rund 65% waren die Männer in beiden Patientengruppen etwa doppelt so häufig vertreten wie die Frauen. Auch die Längenausdehnung der Hämatome war bei Normotonikern und Hypertonikern etwa gleich groß. Nur 8,7% der Hypertoniker hatten ein größeres Hämatom als die Normotoniker. Dieser Prozentsatz wie auch die etwas häufigere Lokalisation von Hämatomen im Basalganglienbereich bei hypertonen Patienten konnten die extremen Unterschiede im outcome nicht erklären:

Unter 36 (= 100%) Normotonikern gab es 12 (= 33,3%) mit vollständiger Rehabilitation, 13 (= 36,1%) mit schweren Beeinträchtigungen und 11 (= 30,6%) Verstorbene. Von den 81 (= 100%) Hypertonikern wurden nur 14 (= 17,3%) völlig gesund bzw. behielten Minimaldefekte zurück, 28 (= 34,6%) litten unter schweren Restschäden und 39 (= 48,1%) verstarben. Bei gleichem ärztlichen Bemühen in Diagnostik und Therapie der intrazerebralen Blutung ist das klinische Ergebnis bei den Normotonikern doppelt so gut wie bei den Hypertonikern, die fast zur Hälfte eine letale Prognose hatten.

Die zur weiteren Klärung der Unterschiede errechneten Absterbekurven boten das folgende Bild (Abb. 1). In den ersten Krankheitstagen zeigten die Kurven einen parallel steilen Abfall der Überlebenswahrscheinlichkeit von 100 auf 80%, wobei der Verlauf der Hypertoniker nur geringfügig ungünstiger war als der der Normotoniker. Zwischen dem 5. und 8. Krankheitstag zeigten beide Gruppen eine Phase der Konsolidierung, die für die Normotoniker auch nach dem 8. Krankheitstag bestehen blieb. Die Überlebenswahrscheinlichkeit der Hypertoniker verringerte sich jedoch ab dem 8. Krankheitstag zunehmend, erkennbar am erneuten starken Abfall der entsprechenden Kurve.

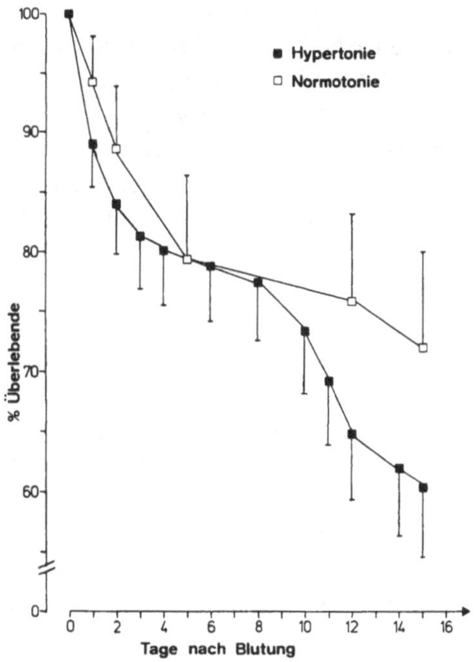

Abb. 1 Prozentuale Überlebenswahrscheinlichkeit während der ersten 15 Krankheitstage bei hypertonen und normotonen Patienten mit spontaner intrazerebraler Massenblutung.

Weitere Unterschiede zwischen normotoner und hypertoner Patientengruppe waren auch bei der computertomographisch festgestellten hypodensen Zone als Ausdruck eines erhöhten perifokalen Gewebswassergehaltes zu erkennen (Abb. 2). Nur 6 (= 16,7%) von 36 Normotonikern, aber 45 (= 55,6%) von 81 Hypertonikern ließen vor dem Beginn der Resorptionsphase kein perifokales hypodenses Areal erkennen.

Seit den Untersuchungen von Klatzo 1967 [6] am Kälteläsionsmodell des vasogenen Ödems ist bekannt, daß die Ausbreitung interstitieller Flüssigkeit in der grauen Substanz durch die eng aneinanderhaftenden Zellfortsätze („intermingled network") bei kleinem interzellulärem Abstand (20 nm) deutlich behindert ist, wohingegen zwischen den Markfasern (interzelluläre Distanz 80 nm) interstitiell anfallende Flüssigkeit sich sehr leicht entsprechend dem von Reulen 1977 [9] beschriebenen bulk flow fortbewegt. In der hypertonen Patientengruppe waren, wie die eigenen Untersuchungen zeigten, Hämatome im Bereich der Basalganglien häufiger als in der Normotoniegruppe. Rein theoretisch könnte das häufige Fehlen einer perifokalen Hypodensität in der Hypertoniegruppe auf die überwiegende Lokalisation der Hämatome in der grauen Substanz der Stammganglien zurückgeführt werden. Daß jedoch die Ausbildung eines perifokalen hypodensen Areals nicht von der Hämatomlokalisation, sondern in erster Linie vom Blutdruck der Patienten abhing, zeigt Abb. 3. Während von 33 (= 100%) Hypertonikern mit Basalganglienblutung nur 13 (= 39,4%) eine deutliche Dichteminderung des perifokalen Gewebes zeigten, war

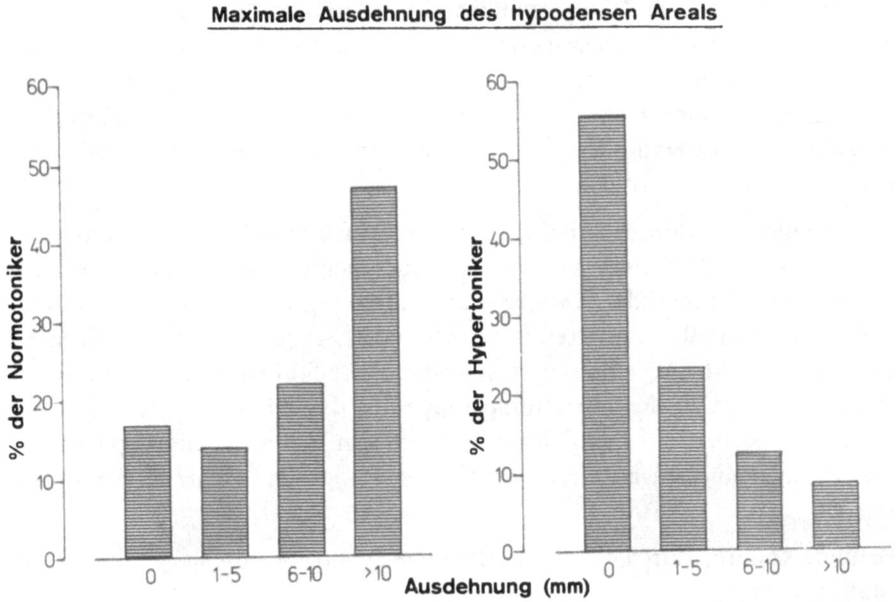

Abb. 2 Prozentuale Verteilung der maximalen Ausdehnung des perifokalen hypodensen Areals im hämatomnahen Hirnparenchym bei Normotonikern und Hypertonikern mit spontaner intrazerebraler Massenblutung.

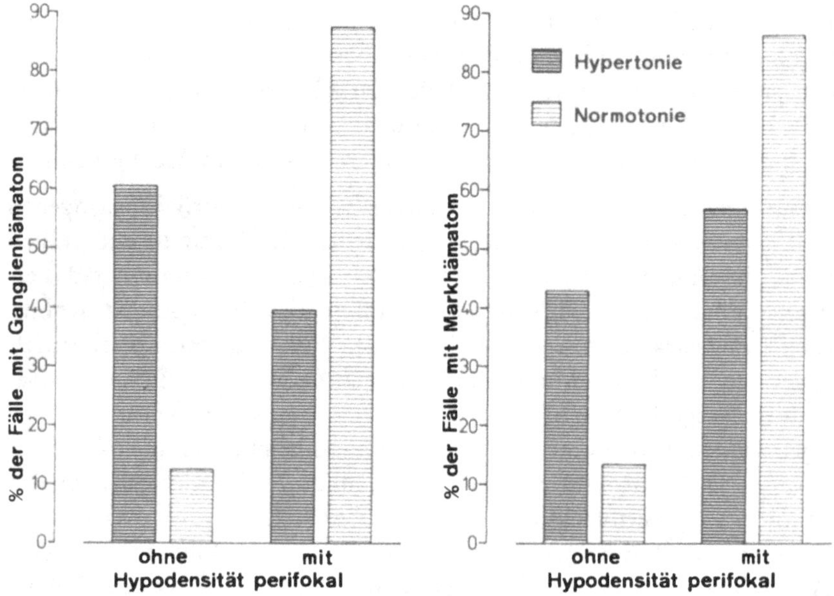

Abb. 3 Unterschiedliche Entwicklung der perifokalen Hypodensität bei hypertonen und normotonen Patienten mit Basalganglien- und Marklagerhämatomen.

dies bei 7 (= 87,5%) von 8 Normotonikern der Fall. Diese unterschiedlichen Tendenzen bestätigten sich auch bei den Marklagerhämatomen. Weitergehende Überprüfungen ergaben, daß Hypertoniker mit perifokaler Hypodensität sich im outcome nicht wesentlich von der gesamten Hypertoniegruppe unterschieden. Normotoniker mit perifokaler hypodenser Zone hatten ein wesentlich besseres outcome als das gesamte Normotoniekollektiv, während Normotoniker ohne perifokale Dichteminderung sich erstaunlicherweise dem schlechten outcome der Hypertoniker anglichen.

Um diese auffallenden klinischen Befunde zu überprüfen, wurden Gewebswassergehalt und EVANS BLUE-Gehalt aus den Tierexperimenten miteinander verglichen (Abbildung 4, 5). Während der Wassergehalt des blutungsnahen Areals bei normotonen und hypertonen Blutungstieren fast gleich stark gegenüber der Kontrollgruppe und läsionsferneren Arealen erhöht war, stieg der EVANS BLUE-Gehalt der läsionsnahen Gewebeproben in der Hypertoniegruppe auf das Dreifache gegenüber der Normotoniegruppe und auf das Zehnfache gegenüber der Kontrollgruppe an, ein deutliches Zeichen eines ausgeprägten perifokalen vasogenen Ödems bei den hypertonen Tieren.

Diese Befunde konnten durch die immunfluoreszenzmikroskopischen Untersuchungen bestätigt werden:

Das Hämatom normotoner Tiere war relativ frei von Serumresten, während das perifokale Parenchym eine diffuse, kleinflächige Fluoreszenz zeigte, die nicht den

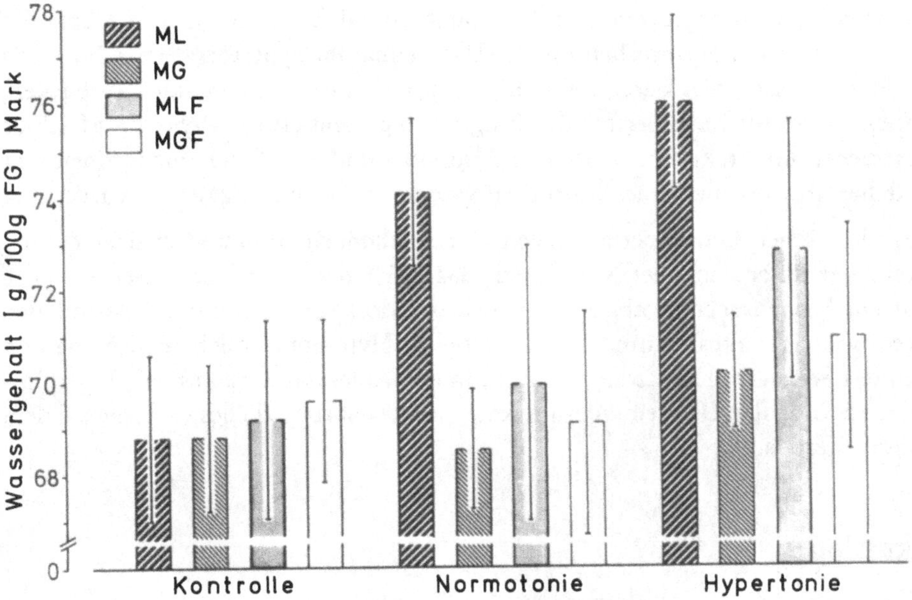

Abb. 4 Wassergehalt des Markes an verschiedenen Entnahmestellen (ML = Mark läsionsnah; MG = Mark der Gegenseite; MLF = Mark Läsionsseite frontal; MGF = Mark Gegenseite frontal) in den drei Tierversuchsgruppen (Kontrolle, Normotonie, Hypertonie) ($\bar{X} \pm SX$).

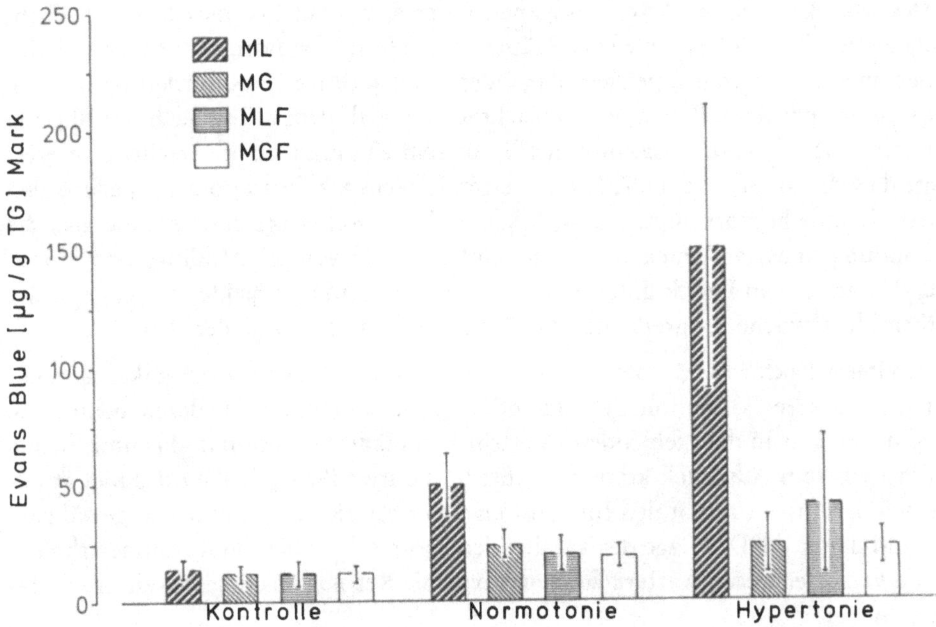

Abb. 5 EVANS BLUE-Gehalt des Markes an verschiedenen Entnahmestellen (ML = Mark läsionsnah; MG = Mark der Gegenseite; MLF = Mark Läsionsseite frontal; MGF = Mark Gegenseite frontal) in den drei Tierversuchsgruppen (Kontrolle, Normotonie, Hypertonie ($\bar{X} \pm SX$).

zerebralen Gefäßen zugeordnet werden konnte und daher dem aus dem Hämatom abgefilterten Serum entsprechen mußte. Das Hämatom hypertoner Tiere hingegen enthielt noch sehr viel Serum, die Erythrozyten waren miteinander verbacken, größtenteils zerstört. Das perifokale Hirngewebe präsentierte eine eher großflächige Fluoreszenz, die direkt den zerebralen Arteriolen und Kapillaren zuzuordnen war und daher als Ausdruck eines deutlichen vasogenen Ödems angesehen wurde.

Unsere klinischen und experimentellen Untersuchungen stimmten in dem Befund überein, daß unter arterieller Normotonie das im Hämatom enthaltene Serum in das umgebene Hirnparenchym abgepreßt wurde und dort zur Erhöhung des perifokalen Gewebswassergehaltes führte. Unter arterieller Hypertonie blieb in den meisten Fällen das Serum im Hämatom gefangen. In den Fällen, in denen es bei Hypertonikern zur perifokalen Dichteminderung kam, mußte ein zusätzliches vasogenes Ödem vermutet werden.

Diskussion

Die vorliegenden Untersuchungen verdeutlichen den Einfluß der Kreislaufverhältnisse auf Verlauf und Prognose der spontanen intrazerebralen Massenblutung. Ein wichtiger, die Prognose bestimmender Faktor ist hier, wie bei vielen anderen intrakraniellen Prozessen, das begleitende Hirnödem. Die arterielle Hypertonie fördert die Ausbildung dieses vasogenen Ödems, worauf bereits Klatzo 1967 [6] hingeweisen hat. Bei fast gleicher Hämatomgröße in der normotonen und in der hypertonen Patientengruppe stellt das Ödem eine additive Raumforderung dar, die bei vielen hypertonen Patienten offensichtlich etwa ab dem 8. Tag nach der Blutung zur zerebralen Dekompensation führt. In diesem Zusammenhang erscheint interessant, daß die ab etwa dem 7. Tag einsetzende Neovaskularisation des perifokalen Areals Gefäße hervorbringt, die noch keine Bluthirnschranke besitzen, die also die Ausbildung eines vasogenen Ödems wesentlich erleichtern [2]. Mißlingen die Versuche, den arteriellen Druck unter Kontrolle zu halten, so entscheidet das auch in der 2. Krankheitswoche progrediente Hirnödem über das outcome der Patienten.

Ein weiterer Faktor für die besonders schlechte Prognose der Hypertoniker ist nicht nur die stärkere Formation der Ödemflüssigkeit, sondern auch deren behinderte Resolution, was in dem fehlenden Übertritt von Hämatomserum in das umgebende Parenchym zum Ausdruck kommt. Während die freie Beweglichkeit des hämatomeigenen Serums im zerebralen Interstitium unter arterieller Normotonie gewährleistet und damit die Drainage des anfallenden Serums über die Liquorräume erhalten bleibt, verschlechtert die arterielle Hypertonie die Resolutionsmöglichkeit in zweifachem Sinne:

1. der steigende Blutdruck führt auch bei erhaltener Autoregulationsfähigkeit durch die Konstriktion glatter Muskelzellen in der Wand der Widerstandsgefäße zum

Anstieg der tangentialen Wandspannung. Diese erhöhte tangentiale Wandspannung setzt nicht nur dem von intravasal, sondern ebenso dem von extravasal kommenden Druck und damit der anrückenden Ödemfront verstärkten Widerstand entgegen. Der bulk flow der Ödemflüssigkeit in Richtung Ventrikel wird hierdurch offensichtlich bereits erheblich beeinträchtigt.

2. Wie Reulen et al. 1978 [10] beschrieben haben, kommt bei einer Behinderung der Ödemresolution über den Liquor vor allem der Flüssigkeitsresorption am venösen Schenkel des zerebralen Gefäßbettes verstärkte Bedeutung zu. Dieser zweite Weg der Ödemauflösung ist bei der arteriellen Hypertonie durch den erhöhten venösen Druck zusätzlich erschwert. Durch den ungünstigen transmuralen Druckgradienten wird die Flüssigkeitsresorption weitgehend verhindert.

Diese bereits unter akuter, aber mäßiger arterieller Blutdrucksteigerung wirksam werdenden Faktoren der forcierten Ödemformation und der gestörten Ödemresolution dürften durch folgende pathophysiologischen und pathohistologischen Mechanismen verstärkt werden:

a) Verlust der Autoregulationsfähigkeit der zerebralen Widerstandsgefäße durch Übersäuerung des Gewebes oder durch exzessive Blutdruckanstiege über 180 mmHg Mitteldruck;

b) die bei chronischer arterieller Hypertonie auftretenden Gefäßwandveränderungen (Intimaverquellung, Hyalinose) [14];

c) die ebenfalls im chronischen Stadium der Hypertonie erscheinenden perivaskulären Marklagernekrosen (Binswanger'sche Enzephalopathie) [3].

Die vorliegende Untersuchung zeigt, daß bei der intrazerebralen Blutung die Ausbildung einer perifokalen hypodensen Zone im kranialen Computertomogramm wesentlich vom Blutdruck des Patienten mitbestimmt wird. Dabei ist besonders zu beachten, daß gerade die fehlende Entwicklung einer perifokalen Hypodensität bei hypertonen Patienten einen Hinweis auf einen gestörten Abtransport von Ödemflüssigkeit geben kann. Die Ausbildung einer perifokalen Hypodensität beim hypertonen Patienten stellt durch das vasogene Ödem eine zusätzliche Raumforderung neben der Blutung dar; dies bestätigen unsere experimentellen Untersuchungen, wo bei hypertonen Tieren ein erhöhter EVANS BLUE-Gehalt im perifokalen Gewebe 12 Stunden nach der Blutung nachgewiesen werden konnte.

Umgekehrt erscheint eine perifokale Hypodensität beim normotonen Patienten als günstiges prognostisches Zeichen. Die Drainage der Ödemflüssigkeit und des hämatomeigenen Serums ist bei diesen Patienten kaum gestört. Entsprechende Beobachtungen machen wir auch bei den normotonen Tieren; der perifokale Wassergehalt entsprach nahezu dem der hypertonen Tiere. Der Anstieg des EVANS BLUE-Gehaltes um die Blutung blieb aus.

Die therapeutischen Bemühungen bei der intrazerebralen Blutung sollten neben antiödematösen und weiteren hirndrucksenkenden Maßnahmen vor allem die Senkung des arteriellen Blutdruckes in normotone Bereiche erfassen. Es empfiehlt sich bei dieser Therapie die fortlaufende Kontrolle des intrakraniellen Druckes, um rechtzeitig Hirndruckanstiege aufgrund zerebraler Vasodilatation zu erkennen [12]. Möglicherweise läßt sich durch diese Strategie die bis heute so ungünstige Prognose vor allem der hypertonen Patienten mit intrazerebraler Blutung verbessern.

Literatur

[1] Durward, Q. J., R.F. Del Maestro, A. L. Ammacher, et al.: The influence of systemic arterial pressure and intracranial pressure on the development of cerebral vasogenic edema. J. Neurosurg. **59** (1983) 803–809.

[2] Enzmann, D. R., R. A. Britt, B. E. Lyons, et al.: Natural history of experimental intracerebral hemorrhage-sonography, computed tomography and neuropathology. Am. J. Neuroradiol. 2 (1981) 517–526.

[3] Fein, J. M.: Hypertension and the central nervous system. Clin. Neurosurg. **29** (1982) 666–721.

[4] Gänshirt, H., R. Keuler: Intracerebrale Blutungen. Nervenarzt **51** (1980) 201–206.

[5] Herold, S., R. von Kummer, Ch. Jaeger: Follow-up of spontaneous intracerebral haemorrhage by computed tomography. J. Neurol. **228** (1982) 267–276.

[6] Klatzo, I.: Neuropathological aspects of brain edema. J. Neuropath. exp. Neurol. **26** (1967) 1–14.

[7] McKissock, W., A. Richardson, J. Taylor: Primary intracerebral haemorrhage. A controlled trial of surgical and conservative treatment in 180 unselected cases. Lancet II (1961) 221–226.

[8] Regli, F., D. Jeanmonod: Initial clinical course and prognostic factors in ICH. In: Spontaneous intracerebral haematomas (H. W. Pia, C. Langmaid, J. Zierski, eds.), 233–240. Springer, Berlin, Heidelberg, New York 1980.

[9] Reulen, H J., R. Graham, M. Spatz, et al.: Role of pressure gradients and bulk flow in dynamics of vasogenic brain edema. J. Neurosurg. **46** (1977) 24–36.

[10] Reulen, H. J., M. Tsuyumu, A. Tack, et al.: Clearance of edema fluid into cerebro-spinal fluid. J. Neurosurg. **48** (1978) 754–764.

[11] Schürmann, K., K. Dei-Anang: Indication and contra-indication for surgery of spontaneous intracerebral hematomas. Neurosurg. Rev. **3** (1980) 17–22.

[12] Wallenfang, Th., J. Bayer, G. Fries, et al.: Die experimentelle intracerebrale Blutung bei der Katze: Veränderungen des Hirndruckes und des Hirnödems bei unterschiedlichen Kreislaufsbedingungen. In: Der cerebrale Notfall. (K. Schürmann, ed.) 183–187. München: Urban & Schwarzenberg 1985.

[13] Wilmes, F., K. A. Hossmann: A specific immunofluorescence technique for the demonstration of vasogenic brain edema in paraffin embedded material. Acta Neuropathol. (Bel.) **45** (1979) 47–51.

[14] Yoshida, Y., H. Shinkai, G. Ooneda: Morphogenesis of microaneurysms and plasmatic arterionecrosis in hypotensive cerebral haemorrhage. In: Hypotensive intracerebrale haemorrhage (M. Mizukami, et al., eds), pp. 181–190. New York: Raven Press 1983.

Intraorbitale Raumforderungen und ihre operative Behandlung

N. Hüwel, D. Vorwerk

Orbitale Raumforderungen – ohne Berücksichtigung solcher des Bulbus oculi – subsummieren die pathogenetisch unterschiedlichsten Prozesse. Neben entzündlichen Veränderungen können Tumore von allen Geweben der Orbita ausgehen, die an der Grenze zwischen Hirn- und Gesichtsschädel gelegen, eine große Zahl verschiedener Strukturen enthält.

Raumforderungen der Augenhöhle sind selten und auch im ophthalmologischen Krankengut nicht häufig anzutreffen [9, 16]. Größere Statistiken stehen daher nur in speziellen Zentren zur Verfügung, deren Patientengut durch die entsprechende Fachrichtung geprägt ist.

Als operative Zugangswege standen lange Zeit nur die Exenteratio orbitae, die Orbitotomia simplex und etwas später die Orbitotomia ossea lateralis zur Verfügung [19]. Von neurochirurgischer Seite wurde dann erst später der transfrontale, zunächst intradurale, später auch extradurale Weg eingeführt [5, 12]. Darüber hinaus finden sich auch noch weitere Zugangswege beschrieben [16].

Die neurochirurgische Universitätsklinik im Klinikum der Johannes Gutenberg-Universität Mainz verfügt über ein größeres Patientengut orbitaler Raumforderungen: In den Jahren 1955 bis 1984 wurden über 300 Patienten behandelt; die Mehrzahl hiervon operativ [26].

Unter Nichtberücksichtigung endokriner Prozesse handelte es sich in drei Viertel der Fälle um neoplastische, in ein Viertel der Fälle um nicht neoplastische, hier vor allem um entzündliche Raumfoderungen.

Eine Geschlechtsbevorzugung konnte im Krankengut nicht erkannt werden, die rechte wie die linke Seite waren etwa gleich häufig betroffen. Nur selten war ein doppelseitiger Befall. Bezüglich der Seitenlokalisation und der Geschlechtsverteilung werden die Ergebnisse aus unserem Patientengut in anderen großen Statistiken bestätigt [7, 9, 16, 24].

In der Altersverteilung orbitaler Raumforderungen fiel eine Spitze im Kindesalter auf (zum anderen war das 5. und 6. Lebensjahrzehnt vermehrt betroffen).

Das Kindesalter wies einige Tumoren auf, die in anderen Lebensabschnitten nur selten anzutreffen waren: Rhabdomyosarkome, Optikusgliome und Epidermoide.

Tabelle 1 Die häufigsten Raumforderungen

Benigne	Maligne
Gefäßtumoren	Lymphome
Keilbeinflügelmeningeome	Maligne Tränendrüsentumoren
Gliome/Meningeome d. N. opticus	Metastatische Prozesse
Epidermoide	Rhabdomyosarkome
Fibrolipome	
Benigne Tränendrüsentumoren	
Entzündliche Pseudotumoren	

Hämangiome manifestierten sich ebenfalls häufig im frühen Lebensalter. Die Besonderheiten des Kindesalters sowie die allgemeine Altersverteilung fanden auch andere Autoren wie Ingalls, Eldrup-Jorgensen und Love/Bryar [7, 8, 10, 13].

Eine Auswertung nach dem histopathologischen Ursprung der Prozesse ergab eine Vielzahl unterschiedlicher Tumorarten und Raumforderungen. Am häufigsten waren Gefäßtumoren, Meningeome, Optikusgliome und entzündliche Pseudotumore. Es traten aber auch seltene Prozesse wie ein Hämangioperizytom, ein Granularzellmyoblastom und ein alveoläres Weichteilsarkom auf (Tab. 1). Der Anteil an malignen Prozessen betrug insgesamt 20%, bei den tatsächlich neoplastischen Prozessen 30%. Bei sekundären Raumforderungen war ihr Anteil etwas höher. In der Literatur wird hier ein Anteil mit bis zu 40% angegeben.

Lokalisation und Klinik

Die Auswertung der intraorbitalen Lage der Raumforderungen entsprechend dem Operationssitus und Befund im Computertomogramm zeigte, daß die Prozesse die obere Orbita sowie den Orbitatrichter in seinen dorsalen Anteilen bevorzugten. Häufiger war ein temporaler, seltener ein nasaler Sitz. Die basale Augenhöhle war in Ausnahmefällen befallen (Abbildung 1, 2). Auf ein gehäuftes Auftreten in der oberen und lateralen Augenhöhle weisen auch andere Autoren hin [7, 9, 20]. Lag eine zusätzliche extraorbitale Beteiligung vor, so fand sich eine solche häufiger im Bereich des Hirn- als des Gesichtsschädels.

In den einzelnen Augenhöhlenabschnitten traten Raumforderungen verschiedensten Ursprungs auf, nur im Bereich des Sehnerven fanden sich fast ausschließlich Optikusgliome und Optikusscheidenmeningeome. Umgekehrt wiesen einige Tumoren eine intraorbitale Vorzugslokalisation auf, die sich nur z. T. aus der Lage ihres Ursprunggewebes erklärte; wie z. B. die temporal obere Lokalisation von Tränendrüsentumoren. So fanden sich Epidermoide und Lymphome bevorzugt in der vorderen oberen Orbita. Dagegen traten maligne Prozesse ungeordnet in allen

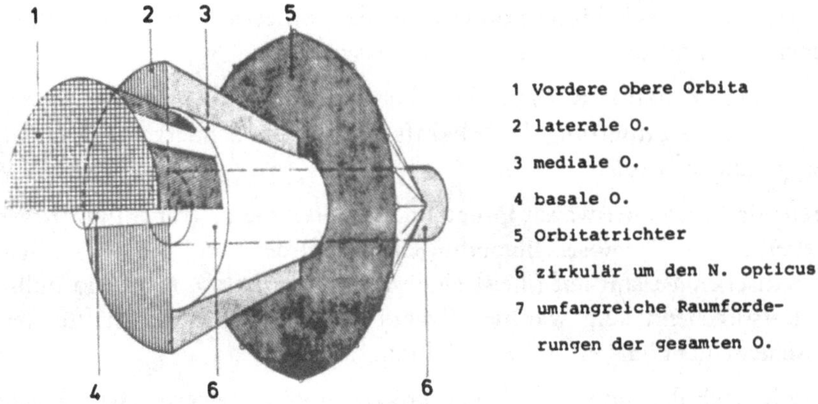

Abb. 1 Unterschiedlich häufiger Befall der Orbitaabschnitte.

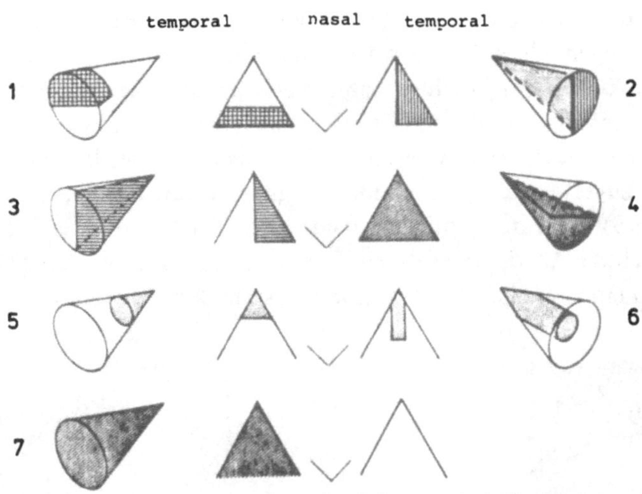

Abb. 2 Graphische Darstellung der definierten Lokalisationsgruppen.

Abschnitten auf. Die intraorbitale Lage einer Raumforderung konnte aber nur in Ausnahmefällen ein sicherer differentialdiagnostischer Parameter sein.

In Diskrepanz zur Vielzahl der möglichen Ursachen steht die uniforme Klinik der Prozesse [6, 17], hinter der sich auch endokrine oder traumatische Geschehen verbergen können. Leitsymptom ist eine einseitige Protrusio bulbi. In unserem Krankengut fand sie sich in über 80% der Fälle; das exophthalmometrisch bestimmte Ausmaß war aber häufig nur diskret: Etwa ein Drittel lag unterhalb oder nur knapp oberhalb des Grenzwertes von 2 mm Seitendifferenz (Ullerich [25]). Ebenfalls häufige Symptome waren Verlagerungen des Bulbus aus der Frontalebene (Dislocatio bulbi) und Motilitätsstörungen des Augapfels, wobei in erster Linie die der Tumorausbreitung entgegengesetzte Blickbewegung gehemmt wurde. Diese

Symptome waren besonders bei Raumforderungen der vorderen Augenhöhle ausgeprägt, bei denen eine Protrusio seltener vertreten war.

Eine ipsilaterale Visusreduktion war nur bei einem Drittel der Patienten vorhanden, wobei eine erhebliche Herabsetzung der Sehkraft nur bei vom Sehnerven ausgehenden Prozessen gefunden wurde.

Andere auftretende Symptome waren ipsilateraler Kopfschmerz, Tränenfluß, Konjunktivitis, seltener eine Chemosis. Immerhin ein Drittel der Patienten wies einen monosymptomatischen Verlauf auf (meist eine sonst symptomlose Protrusio bulbi unilateralis). Entsprechend lang war der Krankheitsverlauf: Bei der Hälfte der Patienten zwischen einem halben und zwei Jahren.

Die Klinik wurde nach der unterschiedlichen Lokalisation ausgewertet, wobei sich deutliche Unterschiede nur für Raumforderungen der Augenhöhle ergaben, die seltener eine Protrusio bulbi, häufig dagegen eine Dislocatio bulbi, eine Störung der Blickbewegung, eine Ptosis und eine Lidschwellung aufwiesen. Die unterschiedlichen Tumorarten zeigten dagegen klinisch kaum Unterschiede. Nur maligne und entzündliche Prozesse waren bei einem beschleunigten Verlauf von „Reizsymptomen" wie Augentränen, Konjunktivitis und Chemosis deutlich häufiger begleitet. Da das klinische Bild keine sichere Information über Art und Ausdehnung der Prozesse zu geben vermag, ist eine zuverlässige bildgebende Diagnostik notwendig. Das Computertomogramm (Abb. 3) kann mit großer Treffsicherheit Aufschluß über die Lage geben, welche schließlich die Art des operativen Zuganges bestimmt. Bezüglich der Artdiagnose steht noch keine gänzlich befriedigende Lösung zur Verfügung.

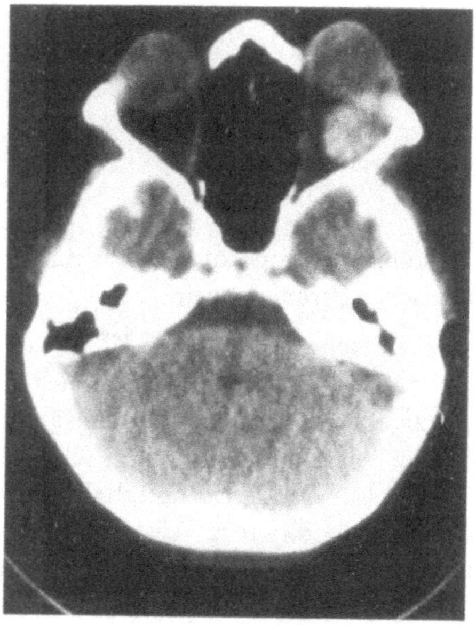

Abb. 3 Cavernöses Hämangiom der rechten Orbita.

In der Regel wird einer orbitalen Raumforderung operativ begegnet werden, eine Ausnahme bildet lediglich der entzündliche Pseudotumor. Damit ist er das differentialdiagnostische Problem in dieser Region.

Operative Therapie

Ophthalmologen, Neurochirurgen sowie Rhino- und Gesichtschirurgen teilen sich ihren Anspruch auf operative Maßnahmen in der Orbita. So findet die Diskussion über den besten Zugang zwischen diesen Fachrichtungen statt. Wenn auch aus den Vereinigten Staaten die ersten Impulse zur neurochirurgischen Beteiligung an der Orbitachirurgie stammen [5, 12], so wird diese dort heutzutage in erster Linie als Domäne der Ophthalmochirurgen betrachtet [3, 14, 18]. In Europa hingegen wurden bisher Raumforderungen der hinteren Orbita in erster Linie durch Neurochirurgen behandelt [3].

Da die Orbitotomia simplex, auch vordere Orbitotomie genannt, nach übereinstimmender Meinung lediglich dann indiziert ist, wenn es gilt, kleinere Raumforderungen der vorderen Orbita ohne Ausdehnung in die Tiefe zu entfernen [3, 14, 18], die Anwendung rhinochirurgischer Verfahren von nasal her Ausnahmefällen vorbehalten ist [4], oder nur von einzelnen gefördert wird [16], ist die eigentlich zu diskutierende Fragestellung, welche der beiden konkurrierenden Verfahren: die laterale Orbitotomie nach Krönlein/Berke oder die transfrontale Orbitotomie nach Dandy und Cushing, hinsichtlich des Zuganges, der Übersicht, der Gefährdung des Patienten und des postoperativen Ausganges die günstigeren Ergebnisse zeigt.

Gut abgegrenzte Raumforderungen des vorderen Drittels der Orbita sind weder eine Indikation zur transfrontalen noch zur lateralen Orbitotomie: Hier ist allein die vordere Orbitotomie gerechtfertigt [14]. Unbestritten indiziert ist die transfrontale Orbitotomie dann, wenn der Tumor in den intrakraniellen Raum einschließlich des Canalis opticus eindringt oder von dort aus auf die Orbita übergreift [12, 18, 19, 22, 23]. Eine früher häufige Indikation zum transfrontalen Vorgehen, die dann vorlag, wenn eine Beteiligung des Hirnschädels bei verdächtiger Lokalisation präoperativ nicht auszuschließen war [12], ist aufgrund der Verbesserung der Orbitadiagnostik durch CT und Ultraschall selten geworden [3]. Ebenfalls ist der transfrontale Zugang auch aus ophthalmochirurgischer Sicht bei Tumoren indiziert, die in der Orbitaspitze medial von Sehnerv lokalisiert sind [3, 23].

Die Indikationsstellung für das in der vorliegenden Arbeit erfaßte Patientengut orientierte sich weitgehend an den von Schürmann und Oppel formulierten Gesichtspunkten [22], wobei die intraorbitale Lage und eine Beteiligung angrenzender Strukturen für die Wahl des Zuganges entscheidend waren. Hierbei muß berücksichtigt werden, daß das Krankengut einen langen Zeitraum umfaßte und die zunächst nur unvollkommenen diagnostischen Methoden gelegentlich ein umfangreicheres Vorgehen bedingten.

Die am häufigsten angewandte Methode war die transfrontale Orbitotomie – überwiegend in ihrer extraduralen, seltener in ihrer intraduralen Modifikation. Eine Orbitotomia simplex wurde nur selektiv bei isolierter Lage in der vorderen Orbita gewählt.

Postoperative Störungen traten bei 40% der Patienten auf, waren aber in über der Hälfte der Fälle nur geringfügiger Natur. Hierzu zählten eine geringe Ptosis, eine Hypästhesie des I. Trigeminusastes, geringe Visus- und Motilitätsreduktion oder ein Enophthalmus. Schwerwiegende postoperative Folgen waren eine einseitige Erblindung ohne Optikusresektion und ausgeprägte Störung der Bulbusbeweglichkeit. Deren Auftreten stand in engem Zusammenhang mit der intraorbitalen Lokalisation der Prozesse. Eine Ptosis trat häufiger nach Entfernung von Prozessen der vorderen oberen Orbita sowie nach Präparierung im Bereich des Sehnerven auf. In der Folge der letzteren fanden sich insgesamt vermehrt postoperative Störungen, insbesondere eine Amaurose auch bei makroskopischer Schonung des Sehnerven. Die Entfernung von Prozessen des hinteren Augenhöhlentrichters zeitigte ebenfalls gehäuft postoperative Funktionsstörungen. Die Art einer Raumforderung hatte darauf keinen Einfluß.

Es kann daher nicht überraschen, daß die transfrontalen Verfahren, deren Indikation ja gerade bei ungünstig gelegenen Raumforderungen gegeben war, gegenüber den vorderen Orbitotomien vermehrt postoperative Funktionsstörungen zeigten. Komplikationen wie erhebliche Nachblutung, lokale Meningitis oder eine Liquorfistel traten selten auf und waren fast ausnahmslos ohne Zweiteingriff zu beherrschen. 3 Patienten verstarben postoperativ (1,4%).

Rezidivgeschwülste traten in 10% auf und waren unabhängig vom zuvor gewählten Zugang. Einige Tumorarten rezidivierten besonders oft: Zylindrome, Meningeome, Metastasen und der entzündliche Pseudotumor. Eine – in der Literatur befürchtete [3, 14] – intrakranielle Metastasierung maligner Geschwülste bei transfrontalem Zugangsweg trat in keinem Fall auf. Insgesamt wurde der transfrontale Zugang dem Ziel gerecht, unter Erhalt der Funktion eine sonst ungünstig zu erreichende orbitale Raumforderung zu entfernen.

Diskussion

Die Beteiligung der unterschiedlichen Fachrichtungen in der orbitalen Chirurgie prägt die histopathologische Zusammensetzung des jeweiligen Krankengutes. Brihaye [1] versuchte durch Zusammenziehung der verschiedenen größeren Serien, eine repräsentativere Zusammensetzung zu erreichen. Im Vergleich mit dieser Zusammenstellung zeigt das Mainzer Krankengut ein ähnlich verteiltes, weitgestreutes Spektrum der Tumorarten bei leichter Betonung der das Endokranium mitbeteiligenden Tumoren, ohne durch die Beschränkung anderer neurochirurgischer Serien [5, 12, 13] auf eben diese geprägt zu sein. Mit als ursächlich hierfür kann die in unserem Raum verbreitete ophthalmologisch-neurochirurgische Zusammenarbeit auf diesem Gebiet gelten.

Die insgesamt uniforme Klinik ohne deutlichen Hinweis auf die Lage, Ausdehnung und Art der Prozesse macht die Wichtigkeit einer guten präoperativen Diagnostik deutlich, die bezüglich der Lokalisation durch die Computertomographie gelöst wird, bezüglich der Artdiagnose aber noch immer häufig Fragen offen läßt: Gerade das Problem der präoperativen Identifizierung des entzündlichen Pseudotumors ist bisher noch nicht zufriedenstellend gelöst.

Keine eindeutige Stellung nimmt das Schrifttum zum operativen Zugang. Im wesentlichen handelt es sich um den Vergleich zwischen den transfrontalen Verfahren und der Orbitotomia ossea lateralis.

Die Diskussion hierüber wird z. T. kontrovers gegen die eine oder andere Fachrichtung geführt [5, 18]; z. T. aber wird die fächerübergreifende Vorbereitung und Therapie ungeachtet des letztendlich verwandten Verfahrens [15, 12] und die Abwägung alternativer Verfahren [3, 23] befürwortet.

Umstrittene Lokalisationen für einen Einsatz der transfrontalen Orbitotomie sind – besonders von ophthalmochirurgischer Seite aus – lateral vom Nervus opticus gelegene Tumoren, aber auch solche, die im tiefen Orbitatrichter rein intraorbital liegen [3, 19]. Von neurochirurgischer Seite wird die Indikation zur Krönleinschen Operation bei lateralen Geschwulsten nicht bestritten, wenn diese den hinteren Trichter nicht befallen haben [21, 22]. Ophthalmochirurgische Autoren halten den lateralen Zugang nach Krönlein hauptsächlich in der Modifikation nach Berke für ausreichend, um auch den Trichter zu erreichen [3, 15].

Die Orbitotomia ossea lateralis läßt intraoperativ nur eine eingeschränkte Übersicht über die Orbita zu [19], großzügigere Resektionen der temporalen Begrenzung sind durch die Nachbarschaft zur mittleren Schädelgrube begrenzt [19]. Reese betont, daß Tumoren im hinteren Orbitadrittel bei diesem Zugang häufig blind unter Gefährdung wichtiger Strukturen präpariert werden müssen [19]. Durch Einführung mikrochirurgischer Techniken und eines besonderen Instrumentariums ist man bemüht, dieses Problem zu beherrschen [15]. Für die transfrontale Orbitotomie gelten hingegen die zuerst von Dandy formulierten und in den einzelnen Erfahrungsberichten bestätigten Vorteile, daß sich dem Operateur eine gute Übersicht über die Strukturen der Orbita und der Umgebung bietet, die eine palpatorische Exploration unnötig und eine Blutstillung unter Sicht möglich macht [5, 12, 13, 22].

Die einzelne Autoren [3, 15] begründen ihre Zurückhaltung gegenüber der transfrontalen Orbitotomie weniger mit technischen Problemen als mit der Gefährdung des Patienten durch die Kraniotomie, wobei betont werden muß, daß sich bei der transfrontalen Orbitotomie im Rahmen einer neurochirurgischen Klinik keinesfalls um ein technisch aufwendiges Verfahren handelt.

Ein Auftreten operativ bedingter Funktionsstörungen wird von Autoren aller Fachrichtungen beschrieben, unabhängig von der Art des operativen Zuganges. Reese nennt als häufigste Folge der lateralen Orbitotomie Abduktionsschwäche, Ptosis, Doppelbilder, Enophthalmus und Zentralarterienverschluß [19]. Die Nachuntersuchungsergebnisse des Krankengutes von Mennig [16] ergaben bezüglich postoperativer Amaurose, Dislocatio bulbi in der Frontalebene und Motilitätsstörungen ähnliche, z. T. ungünstigere Ergebnisse als bei dem hier behandelten Krankengut [11], obwohl die ersteren bei einer völlig anderen Operationstechnik, nämlich einem nasalen Zugang über die Siebbeinzellen, und ohne Anteil intrakraniell ausgedehnter Raumforderungen zustande kamen.

Auch nach lateralen Orbitotomien werden die typischen Operationsfolgen beschrieben, deren Spektrum denen nach transfrontalem Vorgehen ähnelt. Ebenfalls hier wird auf die Abhängigkeit von Folge und Lokalisation hingewiesen [19].

Zusammenfassend kann gesagt werden, daß die Ergebnisse nach transfrontalen Orbitotomien überwiegend günstig, Komplikationen selten und fast immer beherrschbar waren. Das Auftreten postoperativer Symptome hielt sich im Rahmen, die Art und Schwere kann nicht als auf diese Methode beschränkt angesehen werden.

Damit wird die transfrontale Orbitotomie ihrem Ziel gerecht, sonst schlecht zugänglich lokalisierte Raumforderungen der Orbita unter Erhalt der Funktion zu entfernen [21, 22, 23].

Literatur

[1] Brihaye, J., G. R. Hoffmann, J. Francais, et al.: Les exophthalmies neurochirurgicales. Neurochirurgie **14** (1968) 187–487.

[2] Bullock, L. F., R. J. Reeves: Unilateral exophthalmus. Roentgenographic aspects. AJR **82** (1959) 290–200.

[3] Buschmann, W., D. Linnert: Wandel der Indikation und der Technik in der Chirurgie retrobulbärer Orbitatumoren. Klin. Monatsbl. Augenheilkd. **172** (1978) 1–12.

[4] Clifford, P.: Transcranial-facial approach for tumours of superior paranasal sinuses and orbit. J. R. Soc. Med. 73 (1980) 413–419.

[5] Dandy, W. E.: Orbital tumors. Results following the transcranial operative attack. New York 1941.

[6] Duke-Elder, S.: Textbook of Ophthalmology. Bd. 5, 5629, London 1952.

[7] Eldrup-Jørgensen, P.: Primary, Histologically Confirmed Orbital Tumours in Denmark 1943–1962. Histopathological and Prognostic Studies. Acta Ophthalmol. (Copenh.) **48** (1970) 657–666.

[8] Eldrup-Jørgensen, P., H. Fledelius: Orbital Tumours in Infancy, Acta Ophthalmol. (Copenh.) **53** (1975) 887–893.

[9] Henderson, J. W.: Orbital tumors. Philadelphia 1973.

[10] Ingalls, R. G.: Tumors of the orbit and allied pseudotumors. An analysis of 216 case history. Springfield 1953.

[11] Linnert, D.: Augenärztliche Befunde nach der operativen Behandlung von Orbitatumoren. Klin. Monatsbl. Augenheilkd. **156** (1970) 507–516.

[12] Love, J. G., W. L. Benedict: Transcranial Removal of Intraorbital Tumors. JAMA **129** (1945) 777–784.

[13] Love, J. G., G. E. Bryar: Transcranial exstirpation of orbital tumors. Trans. Amer. Acad. Aopthal. Otolaryng. **70** (1966) 620–626.

[14] Lund, O. E.: Indikationen zur Exstirpation von Orbitatumoren bei frontotemporalem Zugang. Buech. Augenarzt **89** (1982) 106–114.

[15] Maaron, J. C., J. S. Kennerdell: Lateral microsurgical approach to intraorbital tumors. J. Neurosurg. **44** (1976) 556–561.

[16] Mennig, H.: Geschwülste der Augenhöhle und ihre operative Behandlung. Leipzig 1970.

[17] Moss, M.: Expanding lesions of the orbit. Am. J. Ophthalmol. **54** (1962) 761–770.

[18] Reese, A. B.: The role of the neurosurgeon in the treatment of orbital tumors. Am. J. Ophthalmol. **58** (1964) 140–141.

[19] Reese, A. B.: Tumors of the Eye, 3. Aufl. Hagerstown 1976.

[20] Rougier, J.: Clinical, Surgical and Pathological Considerations on a Serie of 74 Operated Tumours of the Orbit. Proc. 2nd int. Symp. on Orbital Disorders, Amsterdam 1973. In: Mod. Probl. Ophthalmol. **14** (1975) 530–535.

[21] Schürmann, K.: Neurochirurgische Aufgaben in der Orbita. Arch. Otorhinolaryngol. **207** (1974) 253–282.

[22] Schürmann, K., O. Oppel: Die transfrontale Orbitotomie als Operationsmethode bei retrobulbären Tumoren. Klin. Monatsbl. Augenheilkd. **139** (1961) 129–159.

[23] Schürmann, K., D. Voth: Die Bedeutung der transfrontalen Orbitotomie für die operative Behandlung der intraorbitalen raumfordernden Prozesse. Adv. Ophthalmol. **25** (1972) 188–239.

[24] Silva, D.: Orbital tumors. Am J. Ophthalmol. **65** (1968) 318–339.

[25] Ullerich, K.: Die augenärztliche Befunderhebung bei raumfordernden Prozessen der Orbita als Ausgangspunkt für den Einsatz spezieller Untersuchungsmethoden. In: Die gezielte Diagnostik raumfordernder Prozesse der Orbita. (Hrsg. v. K. Ullerich), 1–11, Stuttgart 1976.

[26] Vorwerk, D.: Die Raumforderungen der Orbita und ihre operative Behandlung. Med. Diss. Mainz 1984.

Die Prognose von rupturierten und operativ behandelten Hirngefäßaneurysmen

O. Hey, S. Exner

Einleitung

Aneurysmen zerebraler Arterien sind mit über 50% die häufigste Ursache von Subarachnoidalblutungen [21]. Diese akuten Subarachnoidalblutungen können klinische Symptome mit leichter, mittelschwerer und schwerster neurologischer Beeinträchtigung hervorrufen. Häufig handelt es sich bei den sehr schweren Krankheitsbildern nicht um reine Subarachnoidalblutungen, sondern um die Kombination mit einer Einblutung in die Hirnsubstanz oder das Ventrikelsystem.

Nach einer zunächst überlebten ersten SAB kann im weiteren Verlauf jederzeit durch eine Rezidivblutung oder den rupturbedingten Vasospasmus eine zerebrale Sekundärschädigung mit rascher Verschlechterung des neurologischen Zustandes auftreten. Diese Komplikationen sowie die Auswirkungen eines intrazerebralen Hämatoms oder die Entwicklung eines Hydrocephalus können die Prognose der Erkrankten ungünstig beeinflussen. Während die unmittelbar nach einer Aneurysmaruptur auftretenden letalen Ausgänge naturgemäß kaum beeinflußbar sind, konnten doch in den letzten Jahren bei der Behandlung der Überlebenden einer Blutung entscheidende Fortschritte erzielt werden. Dazu haben einmal die Kenntnisse über den natürlichen Verlauf von rupturierten Aneurysmen beigetragen [6, 16, 25], andererseits die moderne Intensivtherapie, die medikamentöse Therapie von Hirnödem und zerebralem Vasospasmus sowie die verminderten operativen Komplikationen durch die mikrochirurgische Technik.

Es gibt zwei Arten von Operationsindikationen nach Subarachnoidalblutungen. Dies ist einmal diejenige zur Beseitigung der Blutungsursache mit dem Ziel, die Folgen einer Rezidivblutung zu verhindern, und diejenige zur Behandlung von Blutungskomplikationen wie Hämatom und Hydrocephalus. Der Schweregrad einer Blutung, die zerebrale Beeinträchtigung, die Rezidivblutungsgefahr, bestehender Vasospasmus und erhöhter intrakranieller Druck haben beträchtliche Auswirkungen auf das Operationsrisiko und damit auf den Zeitpunkt der Operation. Wegen dieser Gründe ist der günstigste Operationszeitpunkt zur Aneurysmaausschaltung unter den Neurochirurgen noch immer umstritten. Diskutiert wird in erster Linie, bei welchen Fällen die Akutoperation bzw. Spätoperation durchgeführt werden soll, um die Gefährdung des Patienten durch die Operation niedrig zu halten. Im folgenden wird über die Behandlungsergebnisse unseres Krankengutes berichtet, die aus unseren Therapiekonzepten erzielt wurden.

Krankengut und Ergebnisse

In der Neurochirurgischen Universitätsklinik Mainz wurden insgesamt 377 Patienten mit Aneurysmen behandelt. Das Patientenmaterial wurde in zwei Gruppen unterteilt. Die Gruppe A enthält 200 Patienten, die in der Zeit von 1956 bis 1978 behandelt wurden. Die Behandlungsergebnisse dieser Patienten basieren auf den Prinzipien der Spätoperation, wobei in der Regel nach der SAB eine Warteperiode von mehr als drei Wochen bis zur Operation eingehalten wurde. In der Gruppe B sind 177 Patienten enthalten, die in der Zeit von 1979 bis August 1984 operiert wurden. Hierbei wurde bewußt eine Frühoperation innerhalb der ersten Woche bei den Patienten angestrebt, die sofort nach der SAB in die Klinik kamen, keinen Vasospasmus und die Risikograde I oder II nach Hunt und Hess aufwiesen. Waren diese Kriterien nicht vorhanden, wurde nach einer Warteperiode die Spätoperation vorgenommen.

Lokalisation

Bei allen Patienten erfolgte die Panangiographie zur exakten Lokalisierung der Aneurysmen. Dabei fanden sich insgesamt 347 (91%) Einzelaneurysmen. Bei 30 Patienten (8%) lagen multiple Aneurysmen vor, in einem Fall sogar vier Aneurysmen. Von den Einzelaneurysmen waren 120 (31,8%) an der A.carotis interna lokalisiert, am R.communicans anterior lagen 101 (26,8%), an der A.cerebri anterior 54 (14,3%) und an der A.basilaris 7 (1,9%) Bei sieben Patienten (1,9%) handelte es sich um andere seltenere intrakranielle Lokalisationen: drei Fälle mit einem Aneurysma an der A.cerebri posterior, je ein Fall mit einem Aneurysma an der A.vertebralis, der A.cerebellaris superior und der A.cerebellaris inferior posterior.

Neben der Aneurysmakrankheit konnte bei acht Patienten zusätzlich ein Hirntumor diagnostiziert werden: je einmal ein Plexuspapillon, Astrozytom, Olfaktoriusmeningeom, Metastase eines Adenokarzinoms sowie je zweimal ein Hypophysenadenom und Angiom. Diese Prozesse wurden zusammen mit dem Aneursyma operiert.

Häufigkeit der SAB vor und nach der Aneurysmaoperation

Bis zum Zeitpunkt der Aneurysmaoperation hatten von den 377 operierten Patienten 24 (6,4%) keine SAB erlitten. Bei 236 Patienten (62,6%) war das Aneurysma nach der ersten SAB diagnostiziert und operativ ausgeschaltet worden. Rezidivblutungen, zum Teil mehrfach, waren bei 117 Patienten aufgetreten, davon bei 11 Patienten innerhalb der präoperativen Warteperiode in unserer Klinik. Die ergibt eine präoperative Rezidivblutungsrate von insgesamt 31% (117/377 Patienten) und einen Anteil der Rezidivblutungen in der Neurochirurgischen Klinik von 2,9% (11/377 Patienten).

Nach der Operation, die zum Aneurysmaverschluß diente, trat bei acht Patienten (2%) nochmals eine SAB auf. Ursache dafür war ein unvollständiger Aneurysmaverschluß oder ein abgerutschter Clip. Eine Reoperation mußte in diesen Fällen vorgenommen werden.

Eine weitere Besonderheit ergab sich bei fünf Patienten, bei denen während der Beobachtungszeit ein neues Aneurysma an anderer Stelle aufgetreten und rupturiert war. Hierbei erfolgte eine weitere Operation zum Aneurysmaverschluß.

Intrazerebrale und subdurale Hämatome, Ventrikeltamponade sowie Hydrocephalus internus

Raumfordernde intrazerebrale Hämatome wurden insgesamt bei 46 Patienten diagnostiziert. Diese wurden bei der eigentlichen Aneurysmaoperation mit ausgeräumt. Unter der Diagnose subdurales Hämatom mußten drei Patienten operiert werden, wobei sich als Ursache dafür ein rupturiertes Aneurysma ergab. Bei acht Patienten mit fast kompletter Ventrikeltamponade und sieben Patienten mit akutem Hydrocephalus internus war vor der eigentlichen Aneurysmaausschaltung eine liquorableitende Operation indiziert. Nach erfolgter Aneurysmaoperation entwickelten im weiteren Verlauf zusätzlich acht Patienten eine intrakranielle Drucksteigerung infolge eines Hydrocephalus, die eine Shuntoperation notwendig machten.

Prä- und postoperativer Vasospasmus

Die Vasospasmushäufigkeit nach Aneurysmaruptur wurde aus den präoperativen Angiogrammen ermittelt. Die Fälle mit nachgewiesenen Vasospasmen werden den von Sano [30] aufgestellten drei Vasospasmustypen (diffus, multisegmental, lokal) zugeordnet. Der diffuse Typ ist gekennzeichnet durch fadendünne Verengungen an den basalen Hirngefäßen und ihrer größeren Äste. Bei dem multisegmentalen Typ handelt es sich um einen Vasospasmus, der fernab vom Aneurysma an den Gefäßen auftritt, wobei oft die Gefäße der kontralateralen Seite mitbetroffen sind. Beim lokalen Typ ist die zerebrale Gefäßverengung ausschließlich in unmittelbarer Nachbarschaft des Aneurysmas lokalisiert. Für die Analyse nach den beschriebenen Kriterien waren die Angiogramme unserer älteren Aneurysmaserie der Gruppe A

Tabelle 1 Häufigkeit des präoperativen Vasospasmus und Verteilung der einzelnen Spasmustypen in Abhängigkeit zum Intervall zwischen Subarachnoidalblutung und Angiographiezeitpunkt bei den 166 rupturierten Aneurysmen der Gruppe B bestimmt

Zeit nach SAB (Tage)	Patienten Gesamt	Patienten ohne Vasospasmus	Patienten mit Vasospasmus Typ I	Typ II	Typ III	Total
≤3	88	64 (72,7%)	15	8	1	24 (27,3%)
4– 7	27	17 (63,0%)	4	3	3	10 (37,0%)
8–14	25	6 (24,0%)	4	10	5	19 (76,0%)
15–21	11	3 (27,3%)	1	6	1	8 (72,7%)
22–28	5	4 (80,0%)	1	–	–	1 (20,0%)
>28	10	8 (80,0%)	2	–	–	2 (20,0%)
Total	166	102 (61,0%)	27	27	10	64 (39,0%)

Typ I: „lokaler" Vasospasmus, Typ II: „multisegmentaler" Vasospasmus, Typ III: „diffuser" Vasospasmus

nicht geeignet. Deshalb konnten für die Ermittlung der Vasospasmusraten nur die Angiogramme der 106 Patienten der Gruppe B ausgewertet werden, bei denen eine Aneurysmaruptur stattgefunden hatte. Von der Auswertung ausgeschlossen wurden elf Patienten, die keine SAB aus dem Aneurysma erlitten hatten. Die Ergebnisse für die Gruppe B sind in Tab. 1 zusammengefaßt. Hierbei wurde die Vasospasmusrate in Abhängigkeit zur Zeit nach der SAB erfaßt. Die meisten Patienten wurden innerhalb von drei Tagen nach der SAB angiographiert. In der zweiten und dritten Woche nach einer abgelaufenen SAB ist die Vasospasmusrate mit 76% bzw. 72,7% am höchsten, wobei in diesen beiden Gruppen der multisegmentale Typ am häufigsten vorkam. Insgesamt ergibt sich eine präoperative Vasospasmusrate von 39% (64/166 Patienten).

Postoperativ traten bei 18 Patienten zusätzlich die klinischen Zeichen eines Vasospasmus auf. Dies konnte auch durch die Messung der Hirndurchblutung mit 133-Xenon dokumentiert werden.

Klinischer Befund zum Zeitpunkt der Operation

Der klinisch-neurologische Befund der Erkrankten wurde direkt bei Aufnahme und vor der Operation mittels der Risikograd-Einteilung nach Hunt und Hess erfaßt. Tabelle 2 zeigt die Verteilung der einzelnen Risikograde für die operierten Patienten der Gruppen A und B. Zum Zeitpunkt der Operation wiesen die Patienten mehrheitlich die Risikograde I und II auf. Bei 21 Patienten erfolgte die Operation in den hohen Graden IV und V.

Tabelle 2 Verteilung der Risikograde nach HUNT und HESS (19) zum Zeitpunkt der Operation bei 377 Patienten mit Aneurysmen

Risikograd bei Operation	Anzahl der Patienten	
	Gruppe A*	Gruppe B**
I	103 (51,5%)	84 (47,5%)
II	73 (36,5%)	56 (31,6%)
III	14 (7,0%)	26 (14,7%)
IV, V	10 (5,0%)	11 (6,2%)
Total	200 (100%)	177 (100%)

* Behandlungszeitraum: 1956–1978
** Behandlungszeitraum: 1979–8/1984

Postoperative Behandlungsergebnisse

Die Letalität der Operierten wurde für den Beobachtungszeitraum von sechs Monaten nach der Operation ermittelt. Die postoperativen Befunde der Überlebenden resultieren aus den Ergebnissen der neurologischen Kontrolluntersuchungen, die ein halbes Jahr oder teilweise noch später nach der Aneurysmaoperation nachzuweisen waren. Hierbei wurde unterschieden zwischen Patienten, die keine neurologischen Ausfälle aufwiesen (Ausnahme: Geruchsstörungen) und solchen, die manifeste neurologische Defizite hatten (u.a. hirnorganisches Psychosyndrom, Hemiparese, Sprachstörung, Krampfanfälle) oder im vegetativen Status überlebten. Diejenigen Patienten, die zum Operationszeitpunkt die Grade I und II aufweisen, haben die bessere Prognose. Die Letalität in der Patientengruppe B war dabei mit 6,4% am niedrigsten (Tab. 3). Weiterhin ergab sich für die Überlebenden dieser Grade, gemessen am neurologischen Befund, daß bei 88,5% der Patienten keine und bei 9,9% manifeste neurologische Ausfälle nach der Operation nachweisbar waren. Zwei Patienten überlebten im vegetativen Status. Demgegenüber zeigten Patienten der Grade IV und V mit 27% eine hohe Letalität. Wenn diese die Operation überlebten, blieben erhebliche neurologische Defizite zurück (Tab. 3).

Tabelle 3 Letalität nach Aneurysmaoperation und postoperative Ergebnisse der Überlebenden für 177 Aneurysmapatienten der Gruppe B (behandelt zwischen 1979 und 8/1984)

Risikograd bei Operation	Anzahl der Patienten	*Pat. ohne neurolog. Defizit	*Pat. mit neurolog. Defizit	*Pat. mit vegetativem Überleben	Anz. der Verstorbenen
I, II	140	116 (88,5%)	13 (9,9%)	2 (1,5%)	9 (6,4%)
III	26	9 (45,0%)	11 (55,0%)	0 (0,0%)	6 (23,0%)
IV, V	11	0 (0,0%)	5 (55,5%)	3 (33,3%)	3 (27,0%)
Total	177	125 (78,6%)	29 (18,2%)	5 (3,1%)	18 (10,2%)

* Berechnet auf der Basis der Überlebenden

Eine ähnliche Tendenz zeigen die Ergebnisse der Gruppe A, die in Tabelle 4 den Befunden der Gruppe B gegenübergestellt sind. In unserer früheren Operationsserie findet sich eine höhere Gesamtletalität (23,2%) als in der neueren Behandlungsgruppe mit 10,2%. Weiterhin sind in der Gruppe A ungünstigere Ergebnisse bei den Überlebenden erzielt worden.

Die Ergebnisse der Früh- und Spätoperation, die anhand der zwischen 1978 bis August 1984 operierten 166 Patienten ermittelt werden konnten, sind in Tab. 5 enthalten. Die Akutoperation, d. h. die Aneurysmaausschaltung während der 72 Stundengrenze nach der Blutung, war bei 35 Patienten erfolgt. Davon verstarben postoperativ sechs Patienten (17%). Von 19 Erkrankten, die zwischen dem vierten und siebten Tag nach der Blutung zur Operation kamen, verstarb ein Patient (5,3%). Für das Kontingent derjenigen, wobei das Blutungsereignis acht bis vierzehn Tage zurücklag, findet sich eine Letalitätsrate von 17%. Die Letalität betrug 8,4%, wenn zwischen Blutung und Operation mehr als fünfzehn Tage vergangen waren.

Tabelle 4 Postoperative Ergebnisse im Vergleich zwischen Patienten der Gruppe A und B in Abhängigkeit zum Risikograd

Risikograd	Letalität in %		Outcome der überlebenden Patienten Ohne Defizit		Mit Defizit		Veg. Überlebende	
	*A	**B	A	B	A	B	A	B
I, II	18,2%	6,4‰	***	88,5%	***	9,9%		1,5%
III	66,7%	23,0%	54,4%	45,0%	34,0%	55,0%	11,6%	0%
IV, V	83,3%	27,0%		0%		18,2%		33,3%
Total	23,2%	10,2%	54,4%	78,6%	34,0%	18,2%	11,6%	3,1%

* A: Gruppe A, behandelt von 1956–1978
** B: Gruppe B, behandelt von 1979–8/1984
*** Auswertung erfolgte für alle Grade (I–V) ohne Differenzierung

Tabelle 5 Operationstiming und Letalität in Abhängigkeit zu den Risikograden bei 166 Patienten der Gruppe B mit rupturierten Aneurysmen

Risikograd bei Operation	Intervall zwischen letzter SAB und Operation (Tage) 1–3 Anz. d. Pat. verstorbene Letalität (%)	4–7 Anz. d. Pat. verstorbene Letalität (%)	8–15 Anz. d. Pat. verstorbene Letalität (%)	>15 Anz. d. Pat. verstorbene Letalität (%)	Total Anz. d. Pat. verstorbene Letalität (%)
I, II	26 1 (3,8%)	17 1 (5,9%)	15 1 (6,7%)	72 6 (8,3%)	130 9 (6,9%)
III	4 3 (75%)	2 – (0%)	2 2 (100%)	17 1 (5,9%)	25 6 (24,0%)
IV, V	5 2 (40%)	– – –	– –	6 1 (16,6%)	11 3 (27,3%)
Total	35 6 (17,0%)	19 1 (5,3%)	17 3 (17,6%)	95 8 (8,4%)	166 18 (10,8%)

Diskussion

Aus den bisher veröffentlichten Ergebnissen von unbehandelten Aneurysmen, die dem natürlichen Verlauf entsprechen, geht hervor, daß nach einer Erstblutung mit einer Letalität von fast 40% und nach einer Rezidivblutung von etwa 60% gerechnet werden muß [6, 25]. Innerhalb der ersten zwei Wochen nach einer überlebten Initialblutung treten 25% der Rezidivblutungen auf. In den folgenden sechs Wochen zeigt sich eine fallende Tendenz. Nach dieser Periode beträgt die Rezidivblutungsrate 3% pro Jahr. In unserem Krankengut lag der Anteil der Patienten mit einer oder mehreren Rezidivblutungen bei 31% und ist damit sehr hoch. Dies ist darauf zurückzuführen, daß eine Vielzahl von Patienten in den erstaufnehmenden auswärtigen Krankenhäusern zunächst einer unspezifischen konservativen Therapie unterzogen und oft erst nach der ersten Rezidivblutung weiter überwiesen wurden. Man kann also davon ausgehen, daß die zeitliche Verzögerung zu einer gewissen negativen Selektion geführt hat.

Neben den Folgen der Rezidivblutung ist der zerebrale Vasospasmus wegen der daraus resultierenden ischämischen Hirninfarkte eine weitere gefürchtete Sekundärkomplikation, die den Zustand des Patienten erheblich verschlechtern kann. Die klinischen Symptome des Vasospasmus treten gewöhnlich um den vierten Tag nach der Blutung auf und erreichen ein Maximum zwischen dem achten und vierzehnten Tag [2, 20, 28, 30]. Dabei ist es oft schwierig, nach klinischen Kriterien zu differenzieren, ob die Verschlechterung durch Vasospasmus, Rezidivblutung, akuten Hydrozephalus oder ein reaktives Hirnödem hervorgerufen ist. Die verschiedenen Spasmustypen (lokal, multisegmental, diffus) können angiographisch diagnostiziert oder intraoperativ direkt an den Gefäßen beobachtet werden. Die aus präoperativen Angiographie-Studien ermittelte Inzidenz des Vasospasmus liegt zwischen 20% und 66% [3, 11, 12, 14, 15, 24, 31, 33], im eigenen Krankengut bei 39%. Die stimulierenden Faktoren, welche die prolongierte Gefäßkonstriktion bewirken, sind noch unbekannt. Neben nervalen Mechanismen werden als Ursache dafür auch spasmogene Substanzen aus dem zerfallenden Blut verantwortlich gemacht [38]. Bei angiographisch nachgewiesenem Vasopasmus findet man nicht in jedem Falle eine verminderte Hirndurchblutung [23]. Im weiteren Verlauf treten bei solchen Patienten mitunter auch keine Ischämiesymptome auf (asymptomatischer Verlauf). Der Vasospasmus wirkte sich, nach einer eigenen Untersuchung, zwar nicht auf die Letalität signifikant aus, beeinflußte aber das Operationstiming und führte zu wesentlichen bleibenden neurologischen Defiziten [15, 16].

Vor der Festlegung der Operationsindikation ergibt sich eine Reihe von Problemen, die für jeden einzelnen Patienten individuell bewertet werden müssen. Denn eine operative Behandlung ist nur dann gerechtfertigt, wenn die Gefährdung durch die Operation wesentlich niedriger liegt als diejenige des Spontanverlaufes. Als entscheidender Gesichtspunkt in der operativen Behandlung intrakranieller Aneurysmen hat sich der Zeitfaktor im Krankheitsverlauf erwiesen. Desweiteren erhöht eine schlechte präoperative Ausgangssituation ganz erheblich das Operationsrisiko. Der günstigste Operationszeitpunkt wird unter den erfahrenen Neurochirurgen noch kontrovers diskutiert.

Die Liste der Referenten früherer Jahre, die bei den meisten ihrer Patienten die Spätoperation (gewöhnlich acht bis vierzehn Tage nach der SAB) durchführten, ist recht umfangreich [u. a. 1, 4, 8, 9, 22, 26, 27, 32, 35]. Als Gründe dafür werden angegeben, daß die infolge der Aneurysmaruptur verursachten Läsionen am Gehirn durch eine frühzeitige Operation sekundär verschlechtert werden können. Sie argumentieren, daß nach der Warteperiode die intraoperative Vasospasmus- und Ödemauslösung, Vulnerabilität des Gehirns und postoperativ die neurologischen Defekte vermindert seien. Es muß jedoch, wie aus den Ergebnissen des natürlichen Verlaufes hervorgeht, in der Phase des Abwartens mit tödlichen Rezidivblutungen oder einer Verschlechterung des Patienten durch Re-Ruptur und ischämischen Läsionen gerechnet werden. Um dies zu verhindern, führten andere Chirurgen deshalb bei Grad I- und II-Patienten die Akutoperation innerhalb der ersten drei Tage nach der SAB durch [5, 7, 19, 29, 36]. Speziell von japanischen Neurochirurgen wird vorgeschlagen, die Operation in der Akutphase oder nach dem achten Tag durchzuführen. Dazwischen liegt die Periode des Vasospasmus, in der die Operation gefährlich ist. Die Befürworter der Akutoperation begründen diese damit, daß a) nur dadurch die Rezidivblutung effektiv verhindert wird und b) mit der gleichzeitigen Entfernung des subarachnoidalen Blutes die spasmogenen Substanzen, die den Vasospasmus verursachen sollen, wirksam vermindert werden. Daraus ergibt sich eine Senkung der allgemeinen Mortalität und Morbidität für das Kontingent der Behandelten [17, 24, 30, 34, 37, 39, 40].

Die für die Früh- und Spätoperation berichteten Ergebnisse differieren zum Teil erheblich, da sie aus unterschiedlichen Therapiekonzepten erstellt wurden [6]. Allen gemeinsam ist jedoch, wie auch unsere Ergebnisse zeigen, eine niedrigere Mortalität und Morbidität für Grad I- und II-Patienten. Die Operationsletalität der Frühoperation schwankt zwischen 0% und 52% [10, 13, 17, 18, 34]. Im eigenen Krankengut ergaben sich für die beiden Vergleichsgruppen zum Teil erhebliche Unterschiede hinsichtlich der Letalitätsraten und der postoperativen Befunde der Überlebenden. Dies deshalb, weil sich der Untersuchungszeitraum bis weit in frühere Jahre zurückerstreckt, in denen weder die mikrochirurgische Technik, noch die moderne Intensivtherapie und die medikamentöse Therapie von Hirnödem und Vasospasmus Anwendung fanden.

Unser derzeit angewandtes Konzept für die Indikation zur Angiographie und Operation basiert auf den bisher gemachten Erfahrungen. Alle Patienten mit SAB werden so früh wie möglich in der Klinik aufgenommen. Die Durchführung der Computertomographie erfolgt am Aufnahmetag. Der Angiographiezeitpunkt ist abhängig von dem Intervall zwischen SAB und Aufnahme, weiterhin vom neurologischen Zustand zum Zeitpunkt der Erstuntersuchung. Bei Patienten des Grades I, II oder III wird die Panangiographie sofort vorgenommen, wenn die Blutung nicht länger als drei Tage zurückliegt. Patienten im Grad IV und V erfordern eine angiographische Abklärung der Blutungsursache nur dann, wenn ein raumforderndes Hämatom oder akuter Hydrozephalus dringend operativ behandelt werden müssen. Bei den später als drei Tagen nach der Blutungsattacke aufgenommenen Patienten im Grad I bis III, die sich in der Phase des bereits induzierten Vasospasmus befinden können, wird vor der Angiographie die Hirndurchblutungsmessung mit 133 Xenon durchgeführt. Zeigt diese eine globale oder regionale spasmusbedingte Durchblutungsverminderung, erfolgt die Angiographie erst nach Normalisierung des Befundes. Die Akutoperation zum Aneurysmaverschluß führen wir bei Patienten im Grad I und II immer dann durch, wenn angiographisch und aufgrund des erhobenen Hirndurchblutungsbefundes keine Hinweise für einen zerebralen Gefäßspasmus bestehen. Ein individuelles Vorgehen ergibt sich für die Grade III, IV und V. In der Regel wird hierbei die Operation so lange verschoben, bis eine Zustandsverbesserung eingetreten ist. Schwierig ist die Entscheidung zur Operation bei Patienten der Grade I und II mit nachgewiesenem Vasospasmus, der asymptomatisch verläuft. In diesen Fällen kann durch die Akutoperation evtl. ein schwerer symptomatischer Spasmus ausgelöst werden. In den höheren Risikograden (III, IV und V) mit Vasospasmus ist nach unserer Meinung die Operation nur indiziert, wenn die Patienten sich nach einer Warteperiode wieder bis in die niedrigeren Grade verbessert haben [15].

Zusammenfassung

Die Untersuchung enthält die praeoperativen Befunde sowie die Behandlungsergebnisse von 377 Patienten mit Hirngefäßaneurysmen, die in der Zeit von 1956 bis 1978 (Gruppe A) und von 1979 bis August 1984 (Gruppe B) operiert wurden. Die Gesamtletalität nach der Aneurysmaausschaltung betrug in der neueren Behandlungsserie 10,2%; ¾ der Überlebenden (78%) wiesen kein neurologisches Defizit auf, 18,2% hatten manifeste neurologische Ausfälle und 3,1% befanden sich im vegetativen Status. Demgegenüber ergab sich für die Gruppe A eine deutlich höhere Letalitätsrate von 23,2%; nur etwa die Hälfte der Überlebenden (54%) waren symptomfrei, 34% zeigten bleibende neurologische Schädigungen und 11,6% verblieben als vegetativ Überlebende. Somit konnte die Prognose in den letzten Jahren entscheidend verbessert werden.

Literatur

[1] Drake, C. G.: Cerebral aneurysm surgery – an update. In: (P. Scheinberg, ed.), 289–310. Cerebrovascular diseases. Tenth Princeton conference. pp. 289–310, New York: Raven Press 1976.

[2] Fisher, C. M., G. H. Roberson, R. G. Ojemann: Cerebral vasospasm with ruptured saccular aneurysm – the clinical manifestations. Neurosurgery **1**, 245–248 (1977).

[3] Flamm, E. S., J. Ransohoff: Subarachnoid haemorrhage and cerebral vasospasm. In: Cerebral aneurysms (H. W. Pia, ed.), pp. 152–155, Berlin, Heidelberg, New York: Springer 1979.

[4] Fleischer, A. S., G. T. Tindall: Preoperative management of ruptured cerebral aneurysms. Contemp. Neurosurg. **1**, 1–6 (1978).

[5] Fox, J. L., M. S. Albin, D. Ch. Bader, et al.: Microsurgical treatment of neurovascular disease. Neurosurgery **3**, 285–337 (1978).

[6] Fox, J. L.: Prognosis and timing. In: Intracranial aneurysms, Volume II (J. L. Fox, ed.), pp. 605–635. Berlin, Heidelberg, New York, Tokyo: Springer 1983.

[7] Giannotta, S. L., G. W. Kindt. Total morbidity and mortality rates of patients with surgically treated intracranial aneurysms. Neurosurgery **4**, 125–128 (1979).

[8] Gillingham, F. J.: Twenty-five years experience with middle cerebral aneurysms. J. Neurol. Neurosurg. Pschiat. **38**, 405 (1975).

[9] Guidetti, B.: Results of 98 intracranial aneurysm operations performed with the aid of an operating microscope. Acta Neurochir. **29**, 65–71 (1973).

[10] Guidetti, B.: Microsurgical treatment of intracranial sacular aneurysm. Acta Neurochir. **43**, 153–162 (1978).

[11] Hammer, J.: The significance of cerebral vasospasm with regard to early and delayed aneurysmal results of early surgery. Acta Neurochir. **63**, 209–213 (1982).

[12] Hashi, K., K. Nin, K. Shimotake: Surgery in the prevasospastic interval. Acta Neurochir. **63**, 141–145 (1982).

[13] Hata, S., S. O. Dal, S. Ishii: Cooperative study on ruptured aneurysm in Japanese neurosurgical clinics. Neurol. Med. Chir. (Tokyo) **23**, 30–40 (1983).

[14] Hey, O., K. Schürmann: Timing of aneurysms of cerebral vessels. Documentation of 200 patients in a retrospective study. In: Advances in Neurosurgery, Vol. 9 (W. Schiefer, M. Klinger, M. Brock, eds.), pp. 233–237. Berlin, Heidelberg, New York: Springer 1981.

[15] Hey, O., K. Schürmann, S. Exner: Der Einfluß des Vasospasmus auf das Timing bei der Behandlung von Hirngefäßaneurysmen. In: Der zerebrale Angiospasmus (D. Voth, P. Glees, eds.), pp. 393–408. Berlin, New York: De Gruyter 1984.

[16] Hey, O., K. Schürmann: Früh- oder Spätoperation nach Aneurysmaruptur? In: Der zerebrale Notfall (K. Schürmann, ed.), pp. 157–163. München, Wien, Baltimore: Urban & Schwarzenberg 1985.

[17] Hori, S., J. Suzuki: Early intracranial operation for ruptured aneurysms. Acta Neurochir. **46**, 93–104 (1979).

[18] Hotta, T., S. Tokuda, M. Nishia, et al.: Surgical results of intracranial ruptured aneurysms in the acute stage. Acta Neurochir. **63**, 193–200 (1982).

[19] Hunt, W. E., C. A. Miller: The results of early operation for aneurysm. Clin. Neurosurg. **24**, 208–215 (1977).

[20] Kim, H., M. Mizukami, T. Kawase, et al.: Time course of vasospasm – its clinical significance. Neurol. Med. Chir. **19**, 95–102 (1979).

[21] Locksley, H. b., A. L. Sahs, L. Knowler: Report on the cooperative study of intracranial aneurysms: General survey of cases in the central registry and characteristics of the sample population. J. Neurosurg. **24**, 922–932 (1966).

[22] Lougheed, W. M., B. M. Marshall: Management of aneurysms of the anterior circulation by intracranial procedures. In: Neurological surgery, Vol. 2 (J. R. Youmans, ed), pp. 731–767. Philadelphia: Saunders 1973.

[23] Meinig, G., P. Ulrich, R. Pesch, et al.: nrCBF for the assessment of cerebral vasospasm and its therapy. In: Cerebral vascular spasm (D. Voth, P. Glees, eds.), pp. 324–330. Berlin–New York: De Gruyter 1985.

[24] Ohta, H., Z. Ito, N. Yasui, et al.: Extension evacuation of subarachnoid clot for prevention of vasospasm – effective or not? Acta Neurochir. **63**, 111–116 (1982).

[25] Pakarinen, S.: Incidence, aetiology, and prognosis of primary subarachnoid haemorrhage. A study based on 589 cases diagnosed in a defined urban population during a defined period. Acta Neurol. Scand. **43**, 1–128 (1967).

[26] Pertuiset, B., R. van Effenterre, G. Robert: Chronologie des actes diagnostiques et thérapeutiques dans les trois semaines suivant la rupture d'un anévrisme sacculaire intra-cranien (d'après 316 cas.). Rev. Neurol. (Paris) 134, 22–34 (1978).

[27] Saito, I., N. Basugi, K. Sano: Surgical treatment of intracranial aneurysms in the acute stage, with special reference to pre- and postoperative vasospasm. Excerp. Med. No. **293**, 160 (1973).

[28] Saito, I., K. Sano: Vasospasm following rupture of cerebral aneurysms. Neurol. Med. Chir. (Tokyo) **19**, 103 (1979).

[29] Samson, D. S., R. M. Hodosh, W. R. Reid, et al.: Risk of intracranial aneurysm surgery in the good grade patients: early versus late operation. Neurosurgery **5**, 422 (1979).

[30] Sano, K., J. Saito: Timing and indication of surgery for ruptured aneurysms with regard to cerebral vasospasm. Acta Neurochir. **41**, 49–60 (1978).

[31] Sano, K., I. Saito: Indication and timing of operation and vasospasm. In: Cerebral aneurysms (H. W. Pia, ed.), pp. 208–216. Berlin, Heidelberg, New York: Springer 1979.

[32] Sundt, T. M. Jr., J. P. Whisnant: Subarachnoid haemorrhage from intracranial aneurysms. Surgical management and natural history of disease. New Engl. J. Med. **299**, 116–122 (1978).

[33] Sundt, T. M. Jr., S. Kobayashi, N. C. Fode, et al.: Results and complications of surgical management of 809 intracranial aneurysms in 722 cases. J. Neurosurg. **56**, 753–765 (1982).

[34] Suzuki, I., N. Kodama, T. Yoshimoto, et al.: Ultraearly surgery of intracranial aneurysms. Acta Neurochir. **63**, 185–191 (1982).

[35] Symon, L.: Vasospasm in aneurysm. In: Cerebral vascular disease (J. F. Toole, J. Moossy, R. Janeway, eds.), pp. 232–240. New York: Grune & Stratton 1971.

[36] Symon, L.: Subarachnoid haemorrhage from intracranial aneurysm and angioma. In: Cerebral arterial disease (R. W. R. Russel, ed.), pp. 231–261. Edinburgh: Churchill, Livingstone 1976.

[37] Taneda, M.: The significance of early operation in the treatment of ruptured intracranial aneurysms – an analysis of 251 cases hospitalized with 24 hours after subarachnoid haemorrhage. Acta Neurochir. **63**, 201–208 (1982).

[38] White, R. P.: Vasospasm I. Experimental findings. In: Intracranial aneurysms, Volume I. (J. L. Fox, ed.), pp. 218–249. New York, Berlin, Heidelberg, Tokyo: Springer 1983.

[39] Yasui, N., Z. Ito, H. Ohta, et al.: Surgical problems and pathophysiology in severe cases with ruptured aneurysm in the acute stage. Acta Neurochir. **63**, 163–174 (1982).

[40] Yoshimoto, T., K. Uchida, U. Kaneko, et al.: An analysis of follow-up results of 1000 intracranial saccular aneurysms with definite surgical treatment. J. Neurosurg. **50**, 152–157 (1979).

Diagnostik und Therapie des posthämorrhagischen Hydrocephalus internus des Frühgeborenen

E. G. Mahlmann, G. Keßel, B. Ludwig, M. Dittrich, D. Voth

Die Inzidenz intraventrikulärer und subependymaler Blutungen bei Kindern in einem Gestationsalter unter 35 Wochen oder einem Geburtsgewicht unter 1500 g beträgt nach computertomographischen und autoptischen Untersuchungen 40 bis 45% [1, 9, 14, 22]. In den letzten 5 Jahren wurden in Zusammenarbeit mit der hiesigen Kinderklinik sowie der neuroradiologischen Abteilung 186 Frühgeborene zwischen der 26. und 35. Schwangerschaftswoche untersucht. In 60 Fällen fanden wir allein oder in Kombination subependymale und intraventrikuläre Blutungen, das entspricht einem Anteil von 31% (Tab. 1). Nach dem heutigen Stand der Kenntnis nehmen die Blutungen ihren Ausgang vom kapillarreichen, ependymalen Stratum germinativum der neuronalen Matrix meist in Höhe des Caput nuclei caudati. Bei Kindern unter der 28. Schwangerschaftswoche liegt der Ursprungsort der Blutung auch im Bereich des Corpus, wobei bilaterale symmetrische Blutungen nicht selten sind [6]. Häufiger als die Ausdehnung der Blutung zum Marklager hin findet sich eine Ependymläsion mit Einbruch in das Ventrikelsystem. Verschiedene Faktoren sollen diese Art der Blutung begünstigen: Vor der 32. Schwangerschaftswoche liegt der Schwerpunkt des arteriellen Zuflusses im Bereich der Stammganglien und subependymalen Matrix bei noch unreifer kortikaler Vaskularisation. Die Basalmembranen der Kapillaren sind fragil, es findet sich eine lokal hohe fibrinolytische Aktivität. Aufgrund tierexperimenteller Studien wird eine durch Asphyxie bedingte Störung der zerebrovaskulären Autoregulation, und damit eine druckpassive Mehrdurchblutung schon durch geringen Systemdruckanstieg sowie ein kapillarvenöser Druckanstieg bei vermindertem Herzzeitvolumen als Blutungsursache angenommen. Rasche intravenöse Volumenzufuhr spielt hier ebenfalls eine Rolle [4–6, 11, 15, 16, 18]. Die Zahl der Blutungen ist innerhalb der ersten 48. Lebens-

Tabelle 1 CT-Befund bei Frühgeborenen

26.–35. Schwangerschaftswoche	N = 186
Normaler Befund	113 (61%)
Ventrikelerweiterung ohne Blutung	13 (8%)
Subependymale und intraventriculäre Blutung	60 (31%)

stunden am höchsten, die kritische Phase insgesamt erstreckt sich jedoch auf die erste Lebenswoche.

Diagnostik

Die klinische Symptomatik der intraventrikulären Blutung Frühgeborener ist in Tab. 2 zusammengefaßt. Hinsichtlich der Korrelation mit dem Ausmaß der Blutungen ist zu beachten, daß es neben akutem Beginn mit Koma auch stufenweise, anfänglich asymptomatische Verläufe gibt [9, 20, 23]. In einer klinischen Studie von Lazarra [8] wurde die Diagnose in 54% aufgrund klinischer Kriterien gestellt, 46% der nachgewiesenen Blutungen waren klinisch inapparent. Der Nachweis blutigen Liquors erlaubt keine Differenzierung von subarachnoidaler und primär intraventrikulärer Blutung. Von den zusätzlich erforderlichen diagnostischen Methoden

Tabelle 2 Intraventrikuläre Blutung bei Frühgeborenen

Klinische Symptome
Apnoe
Bradykardie, Hypotonie
Hypo-, Hyperthermie
Hämatokrit-Abfall um mehr als 10%
Apathie, muskuläre Hypotonie
Zerebrale Anfälle (tonisch, klonisch)

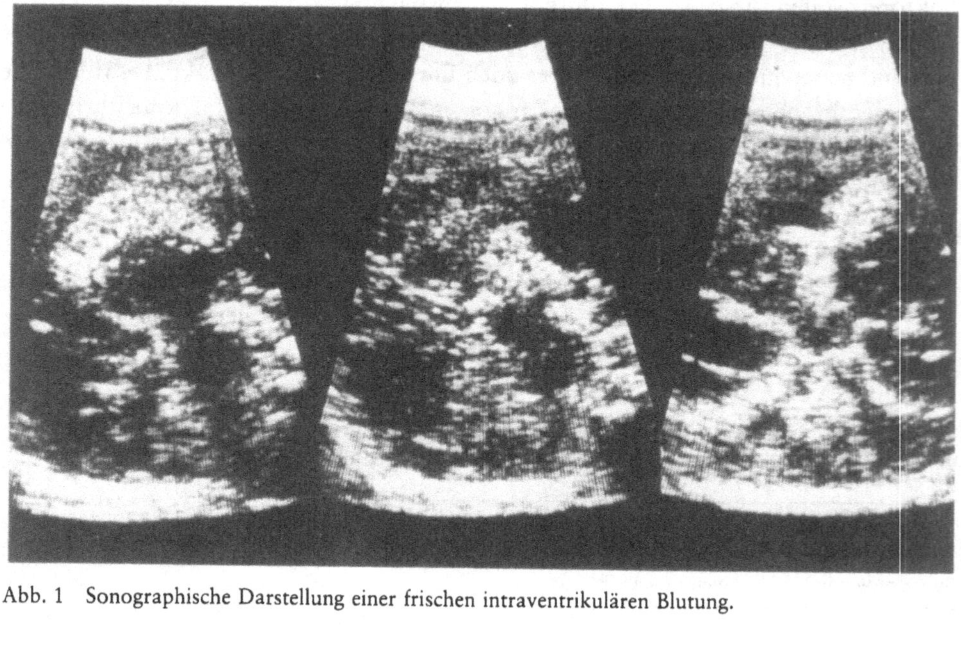

Abb. 1 Sonographische Darstellung einer frischen intraventrikulären Blutung.

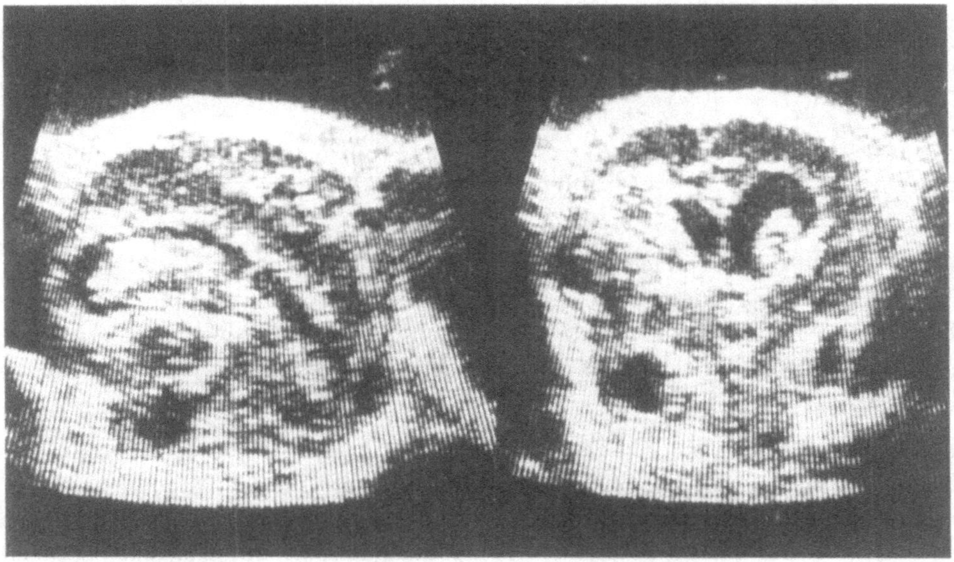

Abb. 2 Sonographische Darstellung von koaguliertem Blut in den Ventikeln I–III.

kommt der Sonographie mit B-Scan-Technik eine besondere Bedeutung zu [10]. Insbesondere ist hervorzuheben, daß die Untersuchung nicht belastend ist und am Inkubator durchgeführt werden kann. Über das Fenster der großen Fontanelle können in sagittalen und coronaren Projektionen normale Strukturen wie Ventrikelweite und auftretende Blutungen dargestellt werden (Abbildg. 1, 2). Die Treffsicherheit der Methode liegt zwischen 90 und 100%, je nach Lage der Blutung. Kleine intraventrikuläre Blutungen sowie weit occipital gelegene Blutungen sind schwer erfaßbar. Ischämische Bezirke können mit Hilfe dieser Methode nicht nachgewiesen werden. Ein weiterer Nachteil besteht darin, daß Mißbildungssyndrome nicht erfaßt werden können, bzw. daß keine hinreichende Aussage über die Art der Mißbildung getroffen werden kann.

Neben der Sonographie ist nach wie vor die CT entscheidend für die Beurteilung der Lokalisation und Ausdehnung von Blutungen, Parenchymläsionen wie auch Fehlbildungen [2, 3, 7, 9, 19]. Nach Burstein und Papile [2] erfolgt die Klassifikation der CT-Befunde in 4 Grade der Blutung (Tab. 3). Die Anwendung dieser Klassifikation

Tabelle 3 Intraventrikuläre Blutung bei Frühgeborenen

Computer-tomographischer Befund (nach Burstein und Papile [2]9	
I	Subependymale Blutung (SEH)
II	SEH und intraventrikuläre Blutung (IVH), Ventrikelsystem normal
III	IVH mit Ventrikelerweiterung
IV	IVH und intraparenchymatöse Blutung

Tabelle 4 CT-Befund bei 60 Frühgeborenen mit intraventrikulärer Blutung

Grad I	9 (15%)
Grad II	8 (13%)
Grad III	31 (52%)
Grad IV	12 (20%)

auf die von uns beobachteten 41 Frühgeborenen mit intraventrikulärer Blutung zeigt Tab. 4. Die Gradeinteilung der CT-Befunde läßt eine prognostische Beurteilung zu. Die Gruppe 4 zeigt mit 40% die höchste Letalität. Die Ausbildung eines Hydrocephalus internus in der Gruppe 3 sowie bei den Überlebenden der Gruppe 4 ist am häufigsten.

Die Pathogenese des progressiven Hydrocephalus internus nach intraventrikulärer Blutung ist nicht sicher geklärt. Die Menge der Proteine und zellulären Elemente im Liquor kann das Ausmaß einer subarachnoidalen Liquorresorptionsstörung oder auch einer entzündlichen sekundären Aquäduktstenose bestimmen. Bei Blutungen vom Grad II–III sollten daher wiederholte Lumbalpunktionen zur Reduktion von Zell- und Proteindichte des Liquors erfolgen. Die Wirksamkeit dieser Maßnahme wird von einigen Autoren allerdings bezweifelt [13, 16]. Schwere Blutungen vom Grad IV und einige Blutungen vom Grad III haben uns wiederholt veranlaßt, eine offene Ventrikeldrainage durchzuführen. Ziel war ein beschleunigtes „clearing" des Liquors, gleichzeitig konnte eine kontinuierliche Messung des intraventrikulären Druckes erfolgen. Bei Frühgeborenen haben wir keine signifikant erhöhten Druckwerte gefunden.

Therapie

Entscheidend für die Indikation zur operativen Therapie ist die Feststellung einer progressiven Ventrikelerweiterung in Verbindung mit rasch zunehmendem Kopfumfangswachstum unter Berücksichtigung des Gestationsalters (Abb. 3). Da das unreife kindliche Hirn eine hohe Dehnbarkeit besitzt und der extrazerebrale Subarachnoidalraum eine hohe Reservekapazität aufweist – er beträgt bis zu 25% des intrakraniellen Volumens – verläuft eine computertomographisch oder sonographisch nachweisbare Ventrikelerweiterung sehr häufig klinisch inapparent. Ein erst 2–3 Wochen später folgender Anstieg der Kopfumfangskurve ist keine Seltenheit. Eine stationäre oder temporäre Ventrikelerweiterung fanden wir bei 33% der untersuchten Frühgeborenen mit intraventrikulärer Blutung.

Ein progressiver Hydrocephalus internus, der eine Shunt-Operation erforderlich machte, entwickelte sich bei 21 (67%) Kindern mit Blutungen vom Grad III und bei 8 Kindern mit Grad IV-Blutungen. Dies entspricht 48% der Gruppe der Kinder mit

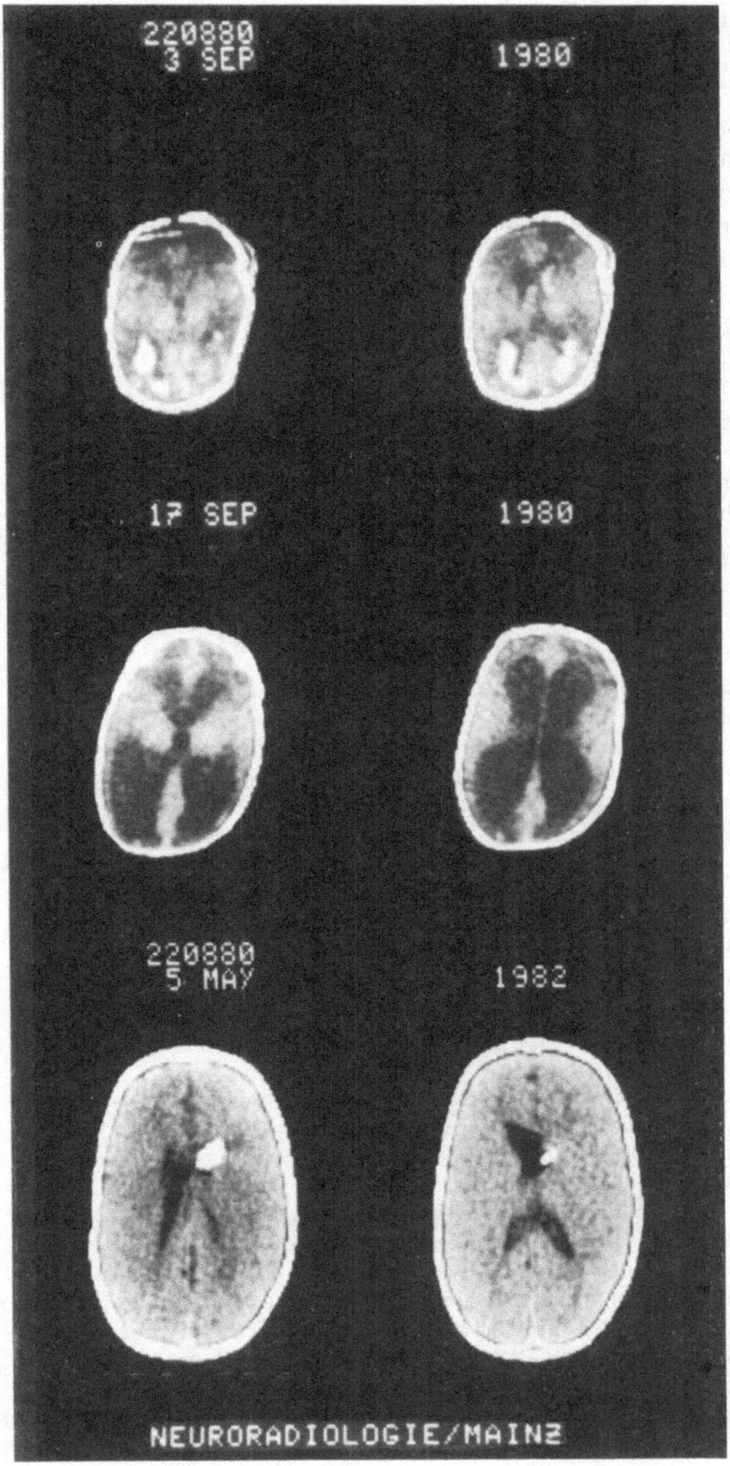

Abb. 3
Frühgeborenes der 28. Schwangerschaftswoche: Subependymale und intraventrikuläre Blutung, konsekutiver Hydrocephalus, Rückbildung nach ventrikulo-atrialem Shunt.

nachgewiesenen Blutungen. Andere Studien zeigten einen Anteil shuntpflichtiger Kinder zwischen 30 und 35% [21]. Die Indikation zur Shunttherapie erfordert die Differentialdiagnose zwischen stationärer Ventrikelerweiterung oder Atrophie und progressivem Hydrocephalus internus. Flodmark [3] zeigte, daß nicht jede Ventrikelerweiterung nach Asphyxie und frühkindlicher intrakranieller Blutung progredient ist. Zur Evaluation eines posthämorrhagischen Hydrocephalus internus sollte bei allen, auch klinisch unauffälligen Frühgeborenen innerhalb der ersten drei Lebenstage eine Sonographie des Schädels durchgeführt und am Ende der ersten und zweiten Woche wiederholt werden. Bei suspektem Befund erlaubt die Computertomographie eine exakte Gradierung der Blutung und damit auch eine prognostische Beurteilung.

Die Verlaufsbeobachtung mit Sonographie und Computertomographie (Abb. 3) sowie der klinische Befund eines progressiven Kopfumfangswachstums erlauben die Diagnose des aktiven Hydrocephalus internus und damit die Indikation zur Implantation eines liquorableitenden Systems [23].

Literatur

[1] Ahmann, P. A., A. Lazarra, F. D. Dykes, et al.: Intraventricular hemorrhage in the high-risk preterm infant: Incidence and outcome. Ann. Neurol. 7, 118–124 (1980).

[2] Burstein, J., L. A. Papile, R. Burstein: Intraventricular hemorrhage and hydrocephalus in premature newborns. A prospective study with CT. Am. J. Roentgenol. **132**, 631–635 (1979).

[3] Flodmark, O., C. R. Fitz, D. C. Harwood-Nash: CT diagnosis and short-term prognosis of intracranial hemorrhage and hypoxic/ischemic brain damage in neonates. J. Comput. Tomogr. **6**, 775–787 (1980).

[4] Goddard, J., R. M. Lewis, D. L. Armstrong, et al.: Moderate, rapidly induced hypertension as a cause of intraventricular hemorrhage in the newborn beagle model. J. Pediatr. **96**, 1057–1060 (1980).

[5] Goldstein, G. W.: Pathogenesis of brain edema and hemorrhage. Role of the brain capillary. Pediatrics **64**, 357–360 (1979).

[6] Hambleton, G., J. S. Wigglesworth: Origin of intracentricular hemorrhage in the preterm infant. Arch. Dis. Child **51**, 651 ff (1976).

[7] Krishnamoorthy, K. S. et al.: Evaluation of neonatal intracranial hemorrhage by computerized tomography. Pediatrics **59**, 165 ff (1977).

[8] Lazarro, A., P. Ahma-n, F. Dykes, et al.: Clinical predictability of intraventricular hemorrhage in preterm infants. Pediatrics **65**, 30–34 (1980).

[9] Lee, B. C. P., A. E. Grassi, S. Sheckner, et al.: Neonatal intraventricular hemorrhage. A serial computed tomography study. J. Comp. Ass. Tomography **3**, 483–490 (1979).

[10] London, D. A., B. A. Caroll, D. R. Enzmann: Sonography of ventricular size and germinal matrix hemorrhage in premature infants. Am. J. Roentgenol. **135**, 559–564 (1980).

[11] Lou, H. C., N. A. Lassen, B. Friis-Hansen: Impaired autoregulation of cerebral blood flow in the distressed newborn infant. J. Pediatr. **94**, 118–121 (1979).

[12] Mantovani, J. F., J. F. Pasternak. O. P. Mathew, et al.: Failure of daily lumbar punctures to prevent the development of hydrocephalus following intraventricular hemorrhage. J. Pediatr. **97**, 278–281 (1980).

[13] Papile, L. et al.: Incidence and evolution of subependymal and intraventricular hemorrhage: a study of infants with birth weights less than 1500 g. J. Pediatr. **92**, 529 ff (1978).

[14] Papile, L. A., J. Burstein, R. Burstein: Relationship of intravenous sodium bicarbonate infusions and cerebral intraventricular hemorrhage. J. Pediatr. **93**, 834–836 (1978).

[15] Papile, L. A., J. Burstein, R. Burstein, et al.: Posthemorrhage hydroencephalus in low-birth-weight infants: Treatment by serial lumbar punctures. J. Pediatr. **97**, 273–277 (1980).

[16] Reynolds, M. L., C. Evans, et al.: Intracranial haemorrhage in the preterm sheep fetus. Early Human Develop. **3**, 163–186 (1979).

[17] Robinson, R. O.: Pathogenesis of intraventricular hemorrhage in the low birthweight infant. Dev. Med. Child Neurol. **21**, 815–819 (1979).

[18] Rumack, C. M., M. M. McDonald, O. P. O'Meara, et al.: CT detection and course of intracranial hemorrhage in premature infants. Am J. Roentgenol. **131**, 493–497 (1978).

[19] Seay, A. R., P. F. Bray: Signifiance of seizures in infants weighing less than 2500 g. Obstet. Gynecol. Surv. **33**, 172–173 (1978).

[20] Shinnar, Sh., R. A. Molteni, K. Gammon, et al.: Intraventricular hemorrhage in the premature infant. N. Engl. J. Med. **306**, 1464–1468 (1982).

[21] Valdes-Dapena, M. A., J. B. Arey: The causes of neonatal mortality: An analysis of 502 autopsies on newborn infants. J. Pediatr. **77**, 366–375 (1970).

[22] Volpe, J. J., J. F. Pasternak, W. C. Allan: Ventricular dilatation preceding rapid head growth following neonatal intracranial hemorrhage. Am. J. Dis. Child. **131**, 1212 ff (1977).

[23] Voth, D., P. Gutjahr, P. Glees (Ed.): Hydrocephalus im frühen Kindesalter. Stuttgart: Enke 1983.

Hätt' ich mich mit den Naturwissenschaften nicht abgegeben, so hätt' ich die Menschen nie kennen lernen. In ästhetischen und philosophischen Dingen ist es schwer, Wohlwollen und Mißwollen zu unterscheiden; in den Naturwissenschaften aber wird es dem Ernsten, Redlichen gar bald deutlich, was das für Personagen sind, die der Natur unrecht geben, wenn sie sich deutlich ausspricht!

J. W. v. Goethe an Zelter, 29. 1. 1831

Die *Herbsttagungen* der Mainzer Neurochirurgischen Klinik befassen sich mit Problemen aus dem Gebiet der Neurochirurgie und der neurologischen Wissenschaften unter besonderer Betonung der *interdisziplinären Zusammenhänge* und der *Grundlagenforschung.*

1. Mainzer Herbsttagung „Zentralnervöse Tumoren im Kindesalter" vom 22.10.–24.10. 1981
   Organisation: P. Gutjahr (Mainz), K. Kretzschmar (Mainz), J. Kutzner (Mainz), J. M. Schröder (Aachen), D. Voth (Mainz)
2. Mainzer Herbsttagung „Der Hydrocephalus internus im frühen Kindesalter" vom 30.9.–2.10. 1982
   Organisation: P. Glees (Cambridge), P. Gutjahr (Mainz), R. Hemmer (Freiburg), B. Ludwig (Mainz), D. Voth (Mainz)
3. Mainzer Herbsttagung „Der zerebrale Angiospasmus" vom 6.10.–8.10. 1983
   Organisation: E. Betz (Tübingen), P. Glees (Cambridge), E. Schindler (Mainz), K. Schürmann (Mainz), D. Voth (Mainz)
4. Mainzer Herbsttagung „Die Chemotherapie der Gliome" vom 13.10.–15.10. 1983
   Organisation: P. Glees (Cambridge), H. G. Mertens (Würzburg), P. Krauseneck (Würzburg), D. Voth (Mainz)
5. Mainzer Herbsttagung „Die dysrhaphischen Fehlbildungen" vom 20.9.–22.9. 1984
   Organisation: P. Glees (Cambridge), H. H. Goebel (Mainz), J. Lorber (Sheffield), D. Voth (Mainz)
6. Mainzer Herbsttagung „Der kranio-zervikale Übergang" vom 19.9.–21.9. 1985
   Organisation: P. Glees (Cambridge), H. H. Goebel (Mainz), J. Harms (Langensteinbach), F. Schilling (Mainz), M. Schwarz (Mainz), D. Voth (Mainz), S. Wende (Mainz)

Publikation der Tagungsberichte der Mainzer Herbsttagungen

1. D. Voth, P. Gutjahr, C. Langmaid
   Tumours of the central nervous system in infancy and childhood.
   438 S., 136 Abb., 116 Tab. ISBN 0-387-11821-7 (U.S.). Springer Berlin – Heidelberg – New York, 1982.
2. D. Voth, P. Gutjahr, P. Glees
   Hydrocephalus im frühen Kindesalter – Fortschritte der Grundlagenforschung, Diagnostik und Therapie.
   384 S., 227 Abb., 111 Tab. ISBN 3-432-93641-9. Enke, Stuttgart, 1983.
3. D. Voth, P. Glees in collaboration with E. Betz and K. Schürmann
   Cerebral vascular spasm.
   515 S., 207 Abb., 81 Tab. ISBN 3-11-010029-0. Walter de Gruyter, Berlin – New York, 1985.
4. D. Voth, P. Glees
   Der zerebrale Angiospasmus.
   554 S., 186 Abb., 77 Tab. ISBN 3-11-009991-8. Walter de Gruyter, Berlin – New York, 1984.
5. D. Voth, P. Krauseneck in collaboration with C. Langmaid and P. Glees
   Chemotherapy of gliomas.
   439 S., 163 Abb., 92 Tab. ISBN 3-11-009990-X. Walter de Gruyter, Berlin – New York, 1985.
6. D. Voth, P. Glees in collaboration with J. Lorber
   Spina bifida – neural tube defects.
   Annähernd 370 S., 110 Abb., 100 Tab. Walter de Gruyter, Berlin – New York, 1986 (in Vorbereitung).

Mikrochirurgische Trainingskurse wurden in der Mainzer Neurochirurgischen Klinik bereits vor einem Jahrzehnt unter dem Aspekt der Mikrochirurgie am peripheren Nerven mit Erfolg durchgeführt.
Angesichts der Bedeutung der mikrovaskulären Chirurgie haben wir seit 1980 Trainingskurse für maximal 40 Teilnehmer mit einem interdisziplinären Spektrum und für verschiedene Fachgebiete durchgeführt.
Wir legten dabei Wert auf ausreichende praktische Übungsmöglichkeiten einerseits und zugleich auf eine gute theoretische Information der Teilnehmer andererseits.

1. Kurs vom 5.–9. Mai 1980: Tagung und Übungskurs „Mikrovaskuläre Chirurgie in der Neurochirurgie"
Organisation: G. Meinig und D. Voth (Mainz)
2. Kurs vom 4.–8. Mai 1981: Tagung und Übungskurs „Mikrochirurgische Verfahren in der Neurochirurgie (Gefäße und periphere Nerven)"
Organisation: G. Meinig und D. Voth (Mainz)
3. Kurs vom 3.–7. Mai 1982: Tagung und Übungskurs „Mikrochirurgische Verfahren in der Neurochirurgie, Unfallchirurgie, Ophthalmologie und Otorhinolaryngologie"
Organisation: G. Meinig und D. Voth (Mainz)
4. Kurs vom 2.–6. Mai 1983: Tagung und Übungskurs „Mikrochirurgische Verfahren" (Technik, Methoden, Anwendung, Ergebnisse)"
Organisation: G. Meinig und D. Voth (Mainz)
5. Kurs vom 7.–11. Mai 1984: 5. Übungskurs „Mikrochirurgische Verfahren (Technik, Methoden, Anwendung, Ergebnisse)"
Organisation: G. Meinig und D. Voth (Mainz)
6. Kurs vom 6.–10. Mai 1985: 6. Übungskurs „Mikrochirurgische Verfahren (Technik, Methoden, Anwendung, Ergebnisse" für die Fachgebiete Neurochirurgie, Unfall- und Replantationschirurgie, Rekonstruktive Chirurgie, Gefäß- und Transplantationschirurgie, Experimentelle Chirurgie, Gynäkologie, Oto-Rhino-Laryngologie, Ophthalmologie, Urologie
Organisation: D. Voth (Mainz), G. Meinig (Mainz), G. Müller (Tübingen)
7. Kurs vom 14.–18. 4. 1986
Organisation: D. Voth (Mainz), G. Meinig (Mainz), G. Müller (Tübingen)

Namenregister

Autorenverzeichnis

Mitarbeiter der Neurochirurgischen Univ.-Klinik Mainz, Langenbeckstraße 1, 6500 Mainz sind nur namentlich erwähnt:

Al-Hami, S., Dr. med.
Brito, J. N., Dr. med.
Dei-Anang, K., Dr. med.
Dittrich, M., Dr. med., Univ.-Kinderklinik, Langenbeckstr. 1, 6500 Mainz
Eichler, Ulrike, Dr. med.
Exner, S.
Fries, G.
Grieser, Christel, Dr. med. dent., Im Brockenfeld 7, 5100 Aachen
Grönninger, J., Priv.-Doz. Dr. med., Chirurgische Univ.-Klinik, Langenbeckstr. 1, 6500 Mainz
Grote, J., Prof. Dr. Dr. med., Physiologisches Institut der Universität Bonn, 5300 Bonn
Henn, M., Dr. med.
Hey, O., Dr. med.
Hüwel, N., Dr. med.
Kahl, Ruth-Ilse, Dr. med.
Kahl, W., Dr. med.
Keßel, G., Dr. med.
Klawki, P., Dr. med.
Köster, Elisabeth
Ludwig, B., Priv.-Doz. Dr. med., Institut für klinische Strahlenheilkunde, Abt. für Neuroradiologie, Langenbeckstr. 1, 6500 Mainz
Mahlmann, E. G., Dr. med.
Meinig, G., Prof. Dr. med.
Schubert, R., Priv.-Doz. Dr. med.
Schwarz, M., Dr. med.
Ulrich, P., Dr. med.
Vorwerk, D., Dr. med.
Voth, D., Prof. Dr. med.
Wagner, W., Dr. med.
Wallenfang, Th., Priv.-Doz. Dr. med.
Zimmer, K., Dr. med., Physiologisches Institut der Universität Bonn, 5300 Bonn

Sachregister